Angela Paula Löser

Pflegeberichte endlich professionell schreiben

D1729436

Angela Paula Löser

Pflegeberichte endlich professionell schreiben

**Tipps und Vorschläge für Mitarbeiter
in stationären Altenpflegeeinrichtungen**

schlütersche

Bibliografische Information Der Deutschen Bibliothek
Die Deutsche Bibliothek verzeichnet diese Publikation in der Deutschen
Nationalbibliografie; detaillierte bibliografische Daten sind im Internet über
http://dnb.ddb.de abrufbar.

ISBN 3-89993-103-3

Anschrift der Autorin:

Angela Paula Löser
Altenbrucher Damm 83
47269 Duisburg

Angela Löser ist Lehrerin für Pflegeberufe, Pflegedienstleitung und Fachkranken-
schwester für Onkologie, Diplom-Pädagogin, Interne Auditorin, Qualitätsbeauf-
tragte und Leiterin eines eigenen Fortbildungsinstitutes.

Mehr wissen – besser pflegen!

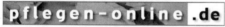

Besuchen Sie unser Pflegeportal im Internet.

© 2004 Schlütersche Verlagsgesellschaft mbH & Co. KG,
        Hans-Böckler-Allee 7, 30173 Hannover

Gestaltung: Schlütersche Verlagsgesellschaft mbH & Co. KG,
                     Hannover
Satz: PER Medien+Marketing GmbH, Braunschweig
Druck und Bindung: Druck Thiebes GmbH, Hagen

Für meinen Mann Burkhard und für meine Tochter Franziska,
die mir Tochter und Freundin zugleich ist.

Inhalt

Vorwort

Was hat mich dazu bewegt, dieses Buch zu schreiben? Seit nunmehr 20 Jahren wird in der Pflege die Umsetzung des Pflegeprozesses gefordert. Aus verschiedenen Gründen ist es Inhalt und Ziel der professionellen Aufgabenerfüllung von Krankenschwestern/-pflegern und Altenpflegerinnen/Altenpflegern, den Bedarf, die Zielsetzung, die Art und Weise der Pflege und die Überprüfung schriftlich zu planen und zu überprüfen.

Dieser Mechanismus geschieht im Regelkreis der Pflegeprozessplanung. Die schriftliche Darstellung der Pflege wird inzwischen in vielen Einrichtungen durchgeführt, die Begründungen für bestimmte Maßnahmen sind erkennbar. Dieser sozusagen als Planung für die Zukunft durchgeführte Pflegeprozessanteil ist damit zum Alltag geworden. Anders sieht es vielfach mit dem Pflegebericht aus. In diesem soll der tägliche Daseinszustand und die Entwicklung des Bewohners unter der Wirkung der durchgeführten Pflege erkennbar werden. Durch die Dokumentation von Beobachtungen und kleinen Entwicklungsschritten kann die Evaluation, d. h. die Überprüfung der Wirksamkeit der Pflege überhaupt erst ermöglicht werden.

Der Pflegebericht ist somit das Instrument zur Reflektion, zur kritischen Überprüfung der eigenen Arbeit, zur Erkenntnis der Modifikation der Pflege, zum Nachweis der Wirksamkeit und zur Rechtfertigung abzurechnender Leistungen.

So wie jeder Seemann seinen Kurs und seine Handlung unter Einsatz von Hilfsmitteln überprüft, seine Ergebnisse in Karten und Bücher einträgt, so muss auch die Pflege getragen sein von Bewertungen, Darstellungen und von der logischen Aneinanderreihung von Erkenntnissen zur Entwicklung des weiteren Prozesses.

Das geeignete Instrument zur Erfüllung dieser Aufgabe ist der Pflegebericht. Hier haben zahlreiche Einrichtungen in der Umsetzung der Strategie Probleme. Pflegende wissen nicht, was sie beobachten sollen, was sie schreiben und wie sie schreiben sollen. Sie erkennen nicht den Mechanismus und die Wirkung des Pflegeberichts. Der Pflegebericht wird als Qual empfunden, als zusätzliche Aufgabe, die von der eigentlichen Pflege abhält. So ist es nicht verwunderlich, dass manchmal in den Pflegeberichten große Lücken erkennbar sind. Evaluation durch die Leitungen der Einrichtungen, Prüfungen durch den MDK oder die Aussagen von Gerichten im Falle einer Rechtsklage zeigen dann das Defizit auf.

Dieses Buch soll denjenigen helfen, die sich eine Orientierung zu den häufigsten Fragen bei der Berichterstattung wünschen und die manchmal ratlos vor dem Berichtsblatt stehen. Ich bin mir durchaus bewusst, dass ich vielleicht nicht alle Probleme gesehen, dass ich nicht alle möglichen Lösungen aufgezeigt habe, oder dass ich vielleicht auch einigen, schon sehr professionell berichtenden Kollegen den Eindruck vermittle, es funktioniert nirgendwo. Dem ist nicht so, doch es gibt viele, die Hilfe brauchen. Diese möchte ich mit diesem Buch leisten. Für konstruktive Vorschläge und Ergänzungen bin ich sehr dankbar!

Einleitung

Berichten über die Pflege, was ist daran schon neu?

Jedem, der in der Pflege einmal tätig war, scheint der Pflegebericht etwas alltägliches, Gewohntes und Bekanntes zu sein. An dieser Empfindung ist nichts ungewöhnlich; sie ist verständlich. Pflegende haben sich stets gegenseitig Bericht erstattet. In Übergaben oder kurzen Gesprächen wurde Wichtiges über die Pflege oder über den Betroffenen ausgetauscht, Informationen wurden weitergegeben, Aufträge vermittelt oder Fragen gestellt. Diese Berichterstattung fand lange Zeit in mündlicher Form statt. Ein Nachweis über den Austausch der Informationen oder ein roter Faden, der sich durch alle aufeinander folgenden Berichte zieht, war wegen der mündlichen Form der Weitergabe jedoch nicht möglich. Die Qualität der Berichte, des Weitergegebenen und des Aufgenommenen war von der Beteiligten abhängig. Fehlte die geeignete Person oder war ein Pflegender am Werk, dem die entsprechenden Beobachtungs- und Beschreibungskriterien und Parameter nicht bekannt waren, veränderte sich die Qualität des Pflege-Prozessberichts.

Eine schriftliche Berichterstattung ermöglicht es, den Zustand des Bewohners vor einigen Tagen nachzulesen, Veränderungen über einen Zeitraum zu erkennen und sich zu orientieren, z. B. hinsichtlich der Fragen: *Was beobachten und dokumentieren die übrigen Pflegenden? Was ist wichtig? Worauf muss ich bei der Pflege achten? Wo ist der Bewohner gefährdet? Muss ich Maßnahmen durchführen, die bei der Übergabe nicht erwähnt wurden?* Und viele anderen Fragen mehr.

1. Der »Pflegebericht« – Versuch einer Begriffserklärung

1.1 Vergleichbare Terminologie

Der Begriff Pflegebericht bedeutet übersetzt: *ein Bericht über die Pflege*. Weiter gefasst wäre auch zu sagen, dass der Pflegebericht eine Dokumentation über die Entwicklung des Bewohnerzustandes, seiner Probleme, seiner Ressourcen, seiner Befindlichkeit und Zufriedenheit ist. Alle für den Pflegeprozess relevanten Daten werden im Pflegebericht dokumentiert.

Ein Bericht beschreibt immer eine bestimmte Situationen, einen bestimmten Verlauf oder ein bestimmtes Ergebnis. Hierbei werden auch ursächliche Faktoren oder Folgen beschrieben (soweit erkennbar!). Dabei werden im Bericht immer solche Informationen aufgeführt, die es dem Leser ermöglichen sollen, zu verstehen. So verknüpft der Bericht verschiedene Informationen. In einer Darstellung wird eine Situation oder ein Entscheidungsprozess in seinem jeweiligen Kontext (umgebenden Zusammenhang) beschrieben, damit derjenige, der die Situation nicht miterlebt hat, diese nachvollziehen kann. Es werden Fäden im »Jetzt« zum »Vorher« und zum »Später« oder »Nachher« geknüpft. So werden die Informationen im Pflegebericht eingebunden in einen Gesamtzusammenhang.

Im Pflegebericht soll der jeweilige Tag als ein Mosaiksteinchen in einem langen Pflegezeitraum, d. h. im Puzzle des gesamten Pflegezeitraums erkennbar sein. Die verschiedenen Beschreibungen oder die einzelnen Berichtsanteile sollen in logischer Konsequenz zu den vorherigen stehen und können manchmal auf spätere Zeiten verweisen (z. B. wenn Aufträge an weiterführende Schichten gegeben werden).

> Der Pflegebericht ist das Ergebnis der Dokumentation des Pflegeprozesses oder einer Handlung, einer Situationsbeschreibung oder eines Ergebnisses. Er beschreibt des Bewohnerzustand im Verlauf.

2. Was heißt eigentlich »professionell dokumentieren«?

Es gibt verschiedene Arten etwas zu dokumentieren. Auch die Marktfrau, die beim Verkauf von Gemüse und Obst einer anderen in schillernden (manchmal übertreibenden) Worten und mit weit reichenden Ausschmückung etwas erzählt, dokumentiert ihre Erkenntnis, ihr Wissen von einer Situation und zeigt ihre gefühlsmäßige Einstellung zum Inhalt. Sie **berichtet** aber nur scheinbar etwas, denn in Wirklichkeit zeigt sie sich als »Märchenerzählerin«, als »Unterhalterin«. Ziel ihres Berichts ist es nicht, das Gegenüber in einem möglichst sachlichen und genauen Umfang zu informieren. Ihr Ziel ist es, den Gesprächspartner zu interessieren, die eigene Wichtigkeit zu zeigen und zu demonstrieren, dass »sie Bescheid weiß«. Sie ist wer, sie ist wichtig.

Um einen derartigen Bericht geht es beim Pflegebericht nicht. Weder der Bericht Erstattende noch der Lesende ist die Hauptperson, um die es sich dreht. Der Bewohner ist der Mittelpunkt, der Bericht das Hilfsinstrument, um Informationen zu vermitteln. So unterscheidet sich der Pflegebericht in vielerlei Hinsicht von dem der Marktfrau. An einen professionellen Pflegebericht werden verschiedene Erwartungen gestellt.

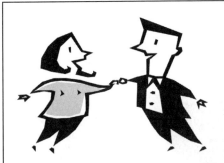

Erzählung/Klatsch
- Die eigene Darstellung steht im Vordergrund.
- Der Inhalt wird ausgeschmückt.
- Wertungen stehen im Mittelpunkt.
- Es geht um den Tratsch an sich.

Bericht
- Sachliche Informationsdarstellung und Weitergabe.
- Auswahl notwendiger Informationen.
- Einhaltung juristischer Anforderungen.
- Der Berichtsinhalt steht im Mittelpunkt

Abb. 1: Unterschiede zwischen Berichterstattung und erzählender Informationsweitergabe.

2.1 Merkmale einer professionellen Pflegeberichterstattung

Der Begriff »professionell« ist an die jeweilige Berufsgruppe gebunden. Profession hängt mit der Erfüllung einer kompetenten, qualifizierten Rolle in einem bestimmten Beruf zusammen. »*Professionell dokumentieren bedeutet: die richtigen Informationen mit den geeigneten Mitteln an den richtigen Kommunikationspartner verständlich und leserlich zu übermitteln*« (*Weiß* 2000:7).

Ziel der professionellen Dokumentation ist es:
- Handlungsweisen, Verhaltensweisen und Entscheidungen transparent zu machen,
- Absprachen, Anweisungen, Vereinbarungen, Empfehlungen und Verpflichtungen in ihrer Ausführung und in ihrer nachfolgenden Wirkung zu überprüfen,
- Zustände, Abläufe und Vorgehensweisen nachvollziehbar darzustellen,
- den Informationsaustausch zwischen den einzelnen Mitarbeitern des Pflegeteams und des interdisziplinären Teams zu fördern und zu ermöglichen,
- durch Erfüllung der Anforderungen an eine gute Dokumentation den gesetzlichen und pflegewissenschaftlichen Anforderungen an eine professionelle Pflege nachzukommen.

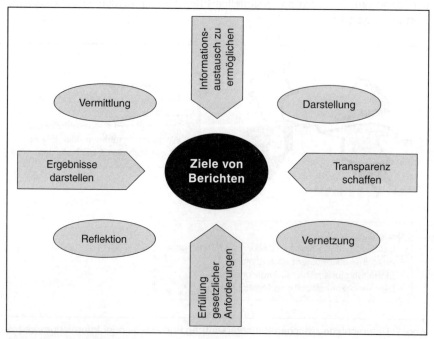

Abb. 2: Ziele von Berichten.

»Anforderungen an eine gute Dokumentation: Lesbarkeit, Verständlichkeit, Orientierung am Pflegeprozess, datiert, signiert, mit Tinte geschrieben, nicht verfälscht, kontinuierlich geführt, übersichtlich, wertneutral, aktuell« (Flumeri et. al 2003:5).

2.1.1 Schriftliche Darstellung

Neben der mündlichen Weitergabe von Kurzinformationen kann ein kontinuierlicher und umfassender Bericht nur schriftlich erfolgen. Der Zeitdruck in den Einrichtungen, die Tatsache, dass immer wieder Tätigkeiten unterbrochen werden müssen, weil andere Bewohner kurzfristig und dringlich der Hilfe bedürfen, die Unfähigkeit des menschlichen Gehirns, komplexe Zusammenhänge dauerhaft, sachlich und differenziert zu speichern, ohne diese der eigenen Bewertung und Interpretation (damit der Veränderung) zuzuführen, bedingen die Notwendigkeit der schriftlichen Berichterstattung. *»Mit geschriebener Sprache lässt sich Wissen organisieren und zuverlässig transportieren. Gesprochenes ist Schall und Rauch. Geschriebenes aber bleibt und weist nach, welche Gedanken, Aussagen, Sachverhalte und Ereignisse in welchem Zusammenhang wichtig genug waren, um festgehalten zu werden« (Weiß* 2000:11).

Damit haben schriftliche Berichte gegenüber mündlichen folgende **Vorteile**:
• Wissen kann dauerhaft und nachvollziehbar an andere weiter gegeben werden.
• Informationen werden gesammelt, aufeinander bezogen, gegenübergestellt und ausgewertet.
• Informationen dienen als Gedankenstütze.
• Geschriebene Informationen lassen sich dauerhaft nachlesen, sind damit beweisbar und nachvollziehbar.
• Schriftliche Informationen werden vor der Niederschrift eher reflektiert als mündliche (so sollte es jedenfalls sein).

Beim Lesen der Literatur entsteht leicht der Eindruck, dass schriftliche Informationen gegenüber der mündlichen Informationsweitergabe nur Vorteile aufweisen. Dies ist in der Realität nicht so. Folgende **Nachteile** bestehen bei der schriftlichen Pflegeberichterstattung:

• **Schreiber und Leser beschäftigen sich nicht zur gleichen Zeit mit der Materie.**
• **Der Schreiber weiß nicht im voraus, welche Fragen der Leser haben wird und kann die Reaktionen im Vorfeld nicht erkennen.** Er muss sich gewissermaßen schon beim Schreiben seiner Informationen in den Leser hineinversetzen und überlegen: *Welche Inhalte können für den anderen wichtig sein? Kann er meine Ausführungen verstehen? Kann er erkennen, welche Ziele ich*

mit meinem Eintrag verfolge? Versteht er meine Empfehlungen? Benötigt er weitere Informationen?

- **Der Schreiber weiß nicht, ob oder wann seine Informationen gelesen werden.** Er kann sich somit nicht sicher sein, ob das, was er weitergeben will, dort, wo es ankommen soll, zu einem angemessenen Zeitpunkt ankommt. Hier ist der am Dokumentationssystem befindliche Reiter sinnvoll. Er wird gezogen, damit bei der Übergabe z. B. erkennbar wird, dass in dieser Dokumentationsmappe und bei diesem Bewohner wichtige Informationen im Pflegebericht verzeichnet ist. (Viele EDV-Systeme haben eine elektronische Reiterfunktion.)
- **Sprache ist häufig mehrdeutig.** Bei der schriftlichen Darlegung können Sachverhalte häufig nicht so umfangreich und damit nicht so differenziert beschrieben werden, wie bei einer mündlichen Erläuterung.

2.1.2 Sachliche Beschreibung

Allein die Begriffswahl zeigt schon auf, dass es sich bei einem Bericht um die reine, möglichst ungefärbte Darstellung von Sachinformationen handelt. Nicht ohne Grund bezeichnet man diesen Teil des Pflegeprozesses als Bericht und nicht als Pflege-**Erzählung**.

Ein Bericht ist die sachliche Wiedergabe eines Vorgangs. Demnach ist es die kommunikative Hauptaufgabe eines Berichts, wertfrei und sachlich zu informieren. *»Häufig werden Berichte nicht nur dazu genutzt, um Informationen einzuholen. Vielmehr kann auch mit Hilfe der Informationen fehlendes Wissen eingeholt werden. Entscheidungen lassen sich so leichter treffen. Dient ein Bericht diesem Zweck, dann sollte der Autor nicht nur sachlich und ohne Wertung informieren. In diesem Fall sollten auch Empfehlungen, vielleicht sogar Appelle oder Angebote einfließen. So wird der Bericht um beeinflussende Textteile erweitert«* (*Weiß* 2000:158).

Vergleichbare Terminologie:
- Jemand **berichtet** etwas.
- Jemand **schildert** eine Situation, eine Handlung.
- Jemand **gibt** einen Inhalt **wieder.**
- Jemand **erklärt** einem anderen etwas.
- Jemand **vermittelt** *Informationen* usw.

2.1.3 Aussagefähigkeit und Wertfreiheit des Pflegeberichts

Der Pflegebericht sollte möglichst objektiv und wertfrei geschrieben werden. Lassen sich Wertungen nicht vermeiden, müssen diese kenntlich gemacht werden, z. B.: *»Meiner Meinung nach ...«,* oder *»Laut Tochter von Frau Meier ...«* Wie der Begriff »Bericht« schon angibt, soll die Ausführung möglichst präzise und konkret sein.

Wenn Beschreibungen verschiedener Personen subjektive Eindrücke wiedergeben, kann der jeweilige Leser seinen Eindruck oder seine Empfindung überprüfen, am Eintrag des anderen messen und mit diesem vergleichen.

Die Kennzeichnung des Eintrags als »persönliche Wahrnehmung« fordert die anderen Pflegenden gewissermaßen auf, sich auf die Bewertung einzulassen, den Bewohner ebenfalls in seinem Zustand oder seiner Reaktion zu beobachten, die Wirkung der Pflege zu überprüfen und ggf. eine Modifikation der Maßnahmen oder der Zielsetzung vorzunehmen. Die zusammengetragenen unterschiedlichen Sichtweisen erleichtern die Erhebung und ermöglichen die Annäherung an die Erkenntnis der »Wirklichkeit«.

Folgende Begriffe sind als wertende Äußerungen zu unterlassen:
- Wütend (Was heißt wütend/Was zeigte sich? Wie war die Reaktion?)
- Aggressiv (Wie reagiert der Bewohner, wenn wir ihn als aggressiv einschätzen? Was hat er gemacht? Was hat er gesagt?)
- Aufbrausend
- Gut gelaunt, schlecht gelaunt
- Sauer

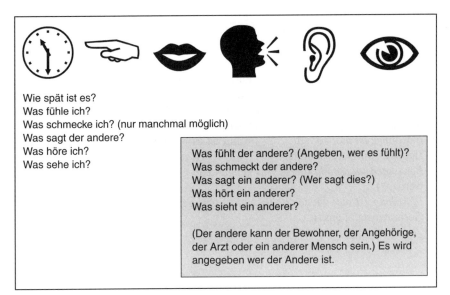

Abb. 3: Die Sinnesorgane als Beobachtungsinstrumente.

- Giftig
- Rasend
- Unmöglich
- Kindisch
- Unkooperativ/kooperativ
- Ablehnend
- Anzüglich
- Frech

Wertende Aussagen sind ungeeignet!

Wie zeigt sich die Situation?

Hier sollte immer beschrieben werden, wie das Verhalten des Bewohners in der gegebenen Situation aussah. Was konnte man hören? Was konnte man sehen?

2.1.2.1 Geeignete Differenzierungsbegriffe

Nachvollziehbare Berichtnotizen sind u. a.:
- *tritt wiederholt auf* (Angabe, wann und wie oft),
- *ständig, vollständig, teilweise* (Angabe, welche Teile oder Bereiche)
- *Bewohner kann die Maßnahme vom Handling her nicht durchführen,*
- *Bewohner versteht den Sinn einer Maßnahme nicht, kann nicht nachvollziehen, was er/sie tun soll,*
- *Bewohner lehnt die Maßnahme ab, weil ...*

2.1.2.2 Ungeeignete Beschreibungen

Wenig geeignet sind globale, nicht eindeutige Formulierungen wie:
- *Bewohner hat öfter mal* (Was ist »öfter«? Zeitangabe, Angabe der Häufigkeit)
- *Bewohner zeigt mehr oder weniger starke ...«* (Was ist »mehr«? Was ist »weniger«? Lassen sich Angaben zur Stärke oder zum Ausmaß machen?)
- *Bewohner ist mal so mal so ...* (Wann ist es »so«, wann nicht? Oder wie häufig ist es im Durchschnitt?)
- *Bewohner kann nicht alles* (Was genau kann gemacht, was kann nicht gemacht werden?)
- *Bewohner ist mal wieder total ...* (Auf was bezieht sich »total«? Wie sieht der Gesamtzustand aus?)

Ungeeignete Begriffe für den Pflegebericht

Ungeeignete Begriffe	Fragestellung
Öfter mal ...	Wie oft? Was sind die Gelegenheiten? Wann, zu welchem Zeitpunkt?
Zeigt mehr oder weniger ...	Was ist »mehr«? Was ist »weniger«? Auf welche Menge, Stärke, Ausprägungsmerkmale bezieht sich die Aussage?
Ist mal so und mal so ...	Wann ist das »mal«? Wann tritt es auf? Wie oft tritt das »mal« auf? Was heißt »so«? Was zeigt sich genau?
... kann nicht alles?	Was ist »alles«? Welche Anteile sind genau gemeint? Was kann der Betroffene? Was kann er nicht?
... ist mal wieder total ...	Was heißt »mal wieder«? Was ist »total"? Wie sieht der Zustand genau aus?
... geht es schlechter?	Auf was bezieht sich das »schlechter«? Was zeichnet das »schlechter Gewordene« aus?

Abb. 4: Ungeeignete Ausdrücke und Beschreibungen im Pflegebericht.

2.1.4 Verwendung globaler Aussagen

Auch die Verwendung globaler Aussagen wie »*geht es gut*«, »*geht es schlechter*« sind wenig geeignet, da nicht erkennbar ist, welche Beobachtungen dieser Interpretation zugrunde liegen. *Ricka-Heidelberger* (1993), *Schmidt-Bless* und *Schaufelberger* (1993) zeigen auf, wie sehr die Einschätzungen der Pflegenden von der tatsächlichen Wahrnehmung des Pflegebedürftigen abweichen. *Messer* weist darauf hin, dass Begriffe, die nicht eindeutig sind, sondern Interpretationsspielraum lassen, zu vermeiden sind, z. B.:

- Aggressiv
- Depressiv
- Desorientiert
- Verwirt
- Gut/schlecht
- Viel/wenig

(vgl. *Messer* 2003:133)

> **Globale Aussagen sind ungeeignet!**

Beschreibende, sachliche und konkrete Informationen sind daher eher geeignet, um die beobachtete Situation darzustellen:

* Wie zeigte sich die Situation?
* Wie verhielt sich der Bewohner?
* Was konnte beobachtet werden?

Es ist differenziert zu beschreiben, wie sich beispielsweise Herr M., der als aggressiv eingeschätzt wird, verhält. Bsp.: *»Herr M. wirft mit dem Porzellan um sich und schimpft laut.«* – *»Herr M. kratzt und beißt, wenn ich ihn zur Toilette begleiten möchte.«*

> **Die Dokumentation muss eindeutig und aussagefähig sein!**

2.1.5 Lesbarkeit

Die Lesbarkeit wird durch verschiedene Faktoren beeinflusst.

* **Die Lesbarkeit der einzelnen Eintragung (visuelle Erkennbarkeit und Nachvollziehbarkeit der geschriebenen Worte):** Bei einem EDV-gestützten System wird die Problematik der schlecht leserlichen Handschriften aufgehoben. In Papierdokumentationssystemen weisen die Pflegeberichte häufig sehr schmale Berichtzeilen auf. Die Eintragungen in den Bericht müssen zudem teilweise im Stehen oder in gebückter Haltung auf einem niedrigen Bewohnertischchen vorgenommen werden. Diese Faktoren sorgen bei gleichzeitig bestehendem Zeitdruck dafür, dass die dokumentierten Inhalte teilweise nur schlecht oder sogar unleserlich sind.
* **Die Lesbarkeit der Voreintragungen (Technische Lesbarkeit vorangegangener Eintragungen):** Es ist unabdingbar, dass bei einer vorzunehmenden Eintragung immer die Voreintragungen von mindestens zwei bis drei Schichten möglich sind. Bei Papier-Berichtsblättern muss daher beim Ausheften eines gefüllten, d. h. vollständig beschriebenen Formulars, der so genannte zusammenfassende Bericht erstellt werden. Hierbei wird mit zwei bis drei Sätzen der ablaufende Pflegezeitraum in der Berichterstattung überprüft und ein zusammenfassender Eindruck auf dem neuen Berichtsblatt dokumentiert. So kann der neue Eintrag an den bisherigen Dokumentationsprozess anknüpfen. Bei einem EDV-System sollte sichergestellt sein, dass die letzten zwei Eintragungen im Dokumentationsfenster »Pflegebericht« aufgeführt werden und ein Signal aufleuchtet, wenn besondere Vorkommnisse oder wichtige Eintragungen im

vorherigen Zeitraum vorgenommen wurden und diese weiterhin wichtig sind (elektronische Reiterfunktion).

2.1.6 Verständliche, nachvollziehbare Formulierungen und die Bedeutung der Fachsprache im Pflegebericht

Verständlich bedeutet hier »verstehbar«. Es ist wichtig, sich die Zielgruppe, die die Eintragungen verstehen und benutzen können muss, vor Augen zu halten. Da der Anteil der nicht examinierten Pflegekräfte in Einrichtungen der stationären Altenhilfe nicht unerheblich ist (bis ca. 50 %) und diese Menschen ihre Beobachtungen während der Pflege dokumentieren müssen, sind Eintragungen auch für sie verständlich vorzunehmen. Fachbegriffe müssen ggf. mit nachfolgender Erklärung in einer Klammer übersetzt werden. Pflegeberichte, die nur von der Hälfte der Pflegenden verstanden werden können, erhöhen die Gefahr von Fehlinterpretationen, Desinteresse oder sogar Ablehnung.

»Verständlich« bedeutet aber auch, vor der Eintragung für sich selbst zu klären, was genau ausgedrückt und vermittelt werden soll. Einträge wie »*Der Bewohner ist fix und foxi*« oder »*Frau M. war heute völlig durch den Wind*« drücken den konkreten Sachverhalt nicht aus. Derartige Eintragungen haben mit Professionalität nichts gemeinsam. Solche Eintragungen kommen dann zustande, wenn der Schreiber Probleme mit der sprachlichen Ausdrucksweise hat.

Unterstützende Hilfen
Hier bieten sich unterstützende **Bücher** an (z. B. *Messer*: Tägliche Pflegeplanung in der Altenpflege oder *Hellmann*: Pflegeplanung. Formulierungshilfen nach den AEDL). Am Anfang bereitet das Nachschlagen Probleme und erfordert etwas mehr Zeit. Es zeigt sich in der Praxis jedoch eine rasch einsetzende und sich bald vertiefende Routine (Formulierungshilfen sind dann im Kopf abrufbereit vorhanden). Hierzu finden sich weitere Informationen im Kapitel 5.4 »Pflegediagnosen und Pflegebericht«.

Beschreibende Informationen der Wahrnehmung durch die Sinnesorgane
Die Sinnesorgane bieten Informationen, die beschrieben werden können. Ein allgemeiner Eindruck kann dann durch Detailinformationen belegt werden: »*Bsp. Frau M. machte auf mich folgenden Eindruck ... weil ...*«:
- *fühlbar war ...* (taktile Wahrnehmung)
- *optisch erkennbar ist ...* (optische Wahrnehmung)
- *zu hören ist ...* (akustische Wahrnehmung)
- *zu riechen ist, dass ...* (olfaktorische Wahrnehmung)

Das Schmecken, die empfundene, geschmackliche Wahrnehmung der Zunge eignet sich hier nicht.

Ein Text wird erst dann ein Dokument, wenn er durch eine sachliche Darstellung das Kriterium der Nachweisbarkeit erfüllt.

2.1.7 Zielgruppenorientierung

Als Zielgruppe werden die potenziellen Leser, also all jene verstanden, die den Pflegebericht lesen wollen oder können. Im weitesten Sinne die Personen oder Personengruppen, denen Informationen vermittelt werden sollen (siehe auch Kapitel 2.1.5.).

Zielgruppen, die den Pflegebericht lesen können oder sollen, sind:
* Kollegen des Pflegeteams;
* Ggf. Pflegende im Krankenhaus (bei Einweisung und mitgegebener Kopie des Pflegeberichts);
* Kollegen des interdisziplinären Teams (Sozialdienst, Pflegedienstleitung, Heimleitung);
* Hausarzt und Fachärzte.
* Angehörige (mit Einverständnis des Betroffenen);
* Betreuer;
* Heimaufsicht und MDK;
* Gutachter und Juristen bei Klagen vor Gericht.

Die Grundregel lautet: Der Bericht wird klar, deutlich, eindeutig und genau geschrieben, damit die Zielgruppe ihn versteht.

2.1.8 Ergebnisorientierung

Der Bericht wird nicht zur Selbstbeschäftigung oder zum Zeitvertreib geschrieben. Der schriftliche Pflegebericht soll sein Ziel erfüllen. Es ist daher wichtig, sich zu fragen: »*Was will ich mit meiner Eintragung erreichen?*«

Folgende Ziele sind denkbar:
* Ich will den anderen informieren (ich beschreibe den Sachverhalt, den Kontext, ggf. mein Vorgehen).
* Ich will die Weiterführung von mir eingeleiteter Strategien erzielen (ich empfehle weiterführende Maßnahmen, ich gebe Anweisungen).
* Ich will, dass bestimmte, mir zur Zeit unklare Bedingungen oder Zusammenhänge von anderen beschrieben und mir damit weitergehende Informationen zugeleitet werden (ich stelle Fragen oder fordere den anderen zur Informationssammlung auf).

- Ich will das Ergebnis und/oder die Wirkung meiner Pflege auf den Bewohner dokumentieren (ich beobachte den Bewohner bei der Pflegedurchführung und dokumentiere meine Beobachtungen/Messungen).
- Ich will zu einem größeren Pflegezeitraum einen Eindruck geben (ich lese den Pflegbericht der letzten Wochen und stelle einen Gesamteindruck in zwei bis drei Sätzen dar).
- Ich will die anderen Mitglieder des Pflegeteams über besondere, unvorhersehbare Situationen informieren (ich beschreibe die besondere Situation mit erkennbaren Bedingungsfaktoren, durchgeführten Analysen und eingeleiteten Maßnahmen. Zusätzlich ziehe ich den Reiter, damit ein deutliches Signal für die Wichtigkeit dieser Information gegeben wird).
- Ich informiere die Kollegen über eine vorgenommene Modifikation der Pflegeplanung. (Ich beschreibe wie ich die Maßnahme geändert habe und warum).

2.1.9 Interpunktuelle Verknüpfung: Bezugnahme auf den Vorbericht

Die einzelnen Bereiche oder Dokumentationspunkte, die im Pflegebericht beschrieben werden, sollten untereinander in einer logischen Verbindung stehen. Hier ist die Fachkompetenz des Pflegenden zur Gestaltung und Überprüfung des komplexen Pflegeberichts erforderlich.

2.1.9.1 Verknüpfungen mit Eintragungen aus dem vergangenen Pflegezeitraum

Ehe die Pflegeperson mit der Pflegedurchführung beginnt, sollte sie den letzten Eintrag im Pflegebericht lesen. Nur so kann sie erkennen, ob dort Eintragungen darauf hinweisen, dass sie bestimmte Beobachtungen machen, spezielle Maßnahmen durchführen oder Ergebnisse kontrollieren muss. Entsprechend der letzten Eintragungen werden jetzt bei der Durchführung der Maßnahme Kontrollen und Beobachtungen gemacht und entsprechend dokumentiert. Die Pflegeberichteintragung wird nun angeknüpft an die Voreintragung.

Beispiel:
Gestern wurde vom Arzt ein Schmerzmedikament zur Behandlung verordnet. Heute müssen verschiedene Fragen überprüft und entsprechend dokumentiert werden:
- Wie ist der Zustand des Bewohners heute?
- Wie stark sind seine Schmerzen (Analogskala verwenden!)
- Wie schnell und wie lange hat das verordnete Medikament gewirkt?
- Traten Nebenwirkungen auf? Wenn ja, welche?
Ist die Behandlung ausreichend oder muss eine erneute Meldung beim Arzt erfolgen?

2.1.9.2 Verknüpfung zur nächsten Schicht

Wenn ein Bewohner z. B. unter Fieber leidet, ist die Flüssigkeitszufuhr zu kontrollieren, zu überprüfen, ob der Betroffene stark schwitzt und ggf. Hilfe bei der Körperpflege benötigt. Lässt sich eine Blutbeimengung im Urin erkennen, muss ebenfalls die Flüssigkeitszufuhr am heutigen und am Vortag überprüft werden. Es müssen mögliche Verursacher analysiert werden (was lässt sich erkennen, was beschreibt oder erklärt der Bewohner vielleicht?). Weiterhin müssen nun eingeleitete Maßnahmen erläutert werden, die dafür sorgen sollen, dass das Problem eliminiert, verkleinert oder wenigstens die Lebensqualität durch Linderung von Beschwerden erhöht wird. Diese Vorgänge und deren vorangehende Überlegungen werden im Pflegebericht dokumentiert. Betreffen weiterführende Maßnahmen die nächste Schicht oder ist die Anwendung über einen längeren Zeitraum erforderlich, werden im Pflegebericht Empfehlungen oder Anweisungen gegeben *(Bsp.: »Bitte heute Mittag Dr. N.N. anrufen«)*.

2.1.10 Orientierung am Pflegeprozess

2.1.10.1 Erkennbarkeit des prozesshaften Geschehens: Der rote Faden

Der Pflegeprozess wird als der Regelkreis verstanden, der die ständig wiederkehrende und sich logisch aneinander reihende Durchführung von Informationssammlung, Problem- und Ressourcenformulierung, Zielsetzung, Maßnahmenplanung, Durchführung der Pflege und Evaluation aufweist. Diese Evaluation klärt, ob sich die Probleme verkleinert haben, ob Ressourcen erhalten geblieben sind, ob Ziele erreicht wurden.

Immer wieder muss der geplante Pflegeprozess kritisch hinterfragt und ggf. angepasst werden (durch Sammlung bislang nicht vorliegender Informationen, durch Überprüfung der Probleme und Ressourcen, durch Hinterfragen der Zielsetzung und durch Analyse der Eignung der geplanten Maßnahmen. Vielleicht sind auch die pflegerischen Strategien nicht in der erforderlichen Häufigkeit, in der empfohlenen Art und Weise, in der Intensität oder in dem Umfang durchgeführt werden, wie dies erforderlich wäre.

Beispiele:
* *Im Vergleich zu gestern zeigt sich ...*
* *Die Wunde hat sich vergrößert (3 x 3 cm), ist gegenüber gestern heute stärker gerötet ...*
* *Nach Durchführung von ... ist Frau/Herr ... heute Nachmittag ruhiger. Sie/Er läuft nicht mehr ziellos über den Flur ...*
* *Das seit gestern eingenommene Medikament (...) zeigt folgende Wirkung: ...*

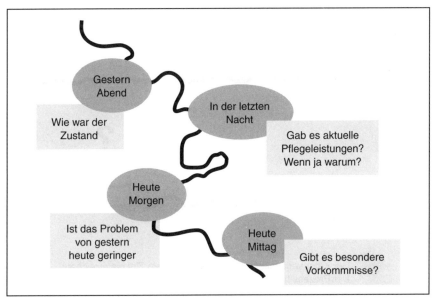

Abb. 5: Der rote Faden/Der erkennbare Pflegeprozess.

So lässt sich erkennen, wie sich der Zustand des Bewohners verändert, welche Wirkung durchgeführte Maßnahmen haben und wie der Prozess der Pflege sich zeigt (Näheres siehe Kapitel 11 »Was gehört in den Pflegebericht?«).

Der Pflegebericht ist damit das Instrument, das die tatsächliche tägliche Ist-Situation darstellt und hierbei den vergangenen, den aktuellen und den kommenden Pflegezeitraum gedanklich verknüpft. Hierdurch wird der Pflegeprozess dargestellt.

2.1.11 Kontinuität

Ein guter Pflegebericht zeichnet sich durch eine kontinuierliche Beschreibung aus. Nur so kann der Verlauf erkennbar gemacht werden. Pflegende sollten hierbei nicht nur die auffallenden negativen Beobachtungen dokumentieren, sondern vor allem auch die positiven Auswirkungen der Pflege: Wie fühlt sich der Bewohner heute? Wir wirkt das durchgeführte Duschbad? Gerade zu dieser Forderung lassen sich jedoch häufig Defizite in den Einrichtungen erkennen. So zeigen sich zum Teil lange Abstände zwischen den einzelnen Eintragungen oder ein bevorzugtes Dokumentationsverhalten von der Frühschicht.

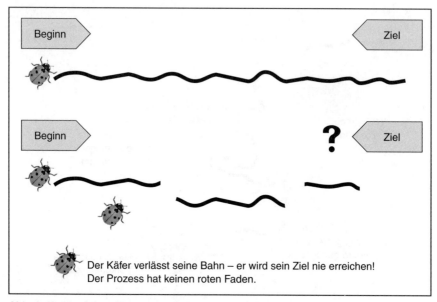

Abb. 6: Kontinuität im Prozessverlauf: Der rote Faden ist wichtig.

»Die Kontinuität litt aber erheblich darunter, dass in nur 38 % der Fälle auch wirklich alle Dienste Eintragungen vorgenommen haben. Besonders häufig fehlten dabei die Eintragungen der Nacht- und Spätdienste. Damit haben gerade diejenigen Pflegenden, die meistens alleine auf der Abteilung sind und keine Zeugen haben, keine Nachweismöglichkeit. Dies ist nicht nur aus rechtlicher Sicht problematisch: Auch ein Krankenversicherer würde hieraus schließen, dass demnach keine Pflegeleistungen erbracht wurden und diese auch nicht bezahlen« (Flumeri et al 2003:7).

2.1.12 Berücksichtigung juristischer Rahmenbedingungen

Der Pflegebericht ist ein Dokument, das auch bei juristischen Streitfragen oder zum Nachweis der Durchführung einer professionellen Pflege im Falle eines pflegerischen Gutachtens hinzugezogen wird. In einer solchen dokumentarischen Darstellung dürfen sich keine Eintragungen finden, die direkt oder indirekt erkennen lassen, dass gegen bestehendes Recht verstoßen wurde. Zu berücksichtigen sind hier die Forderungen des Grundgesetzes, das die menschlichen Grundrechte (insbesondere auf Selbstbestimmung, Recht auf Leben und Berücksichtigung der menschlichen Würde) schützt, die des Haftungsrechtes (das die Fragen der Verantwortung für die Anordnung und Durchführung von Tätigkeiten regelt), die des Strafrechts und die der Sozialgesetzbücher (insbesondere SGB V und SGB XI).

Folgende Eintragungen wären unzulässig:
- *»Frau ... wollte sich heute morgen nicht waschen lassen, habe sie trotzdem gewaschen.«* (Verstoß gegen das Grundrecht des Menschen zur Selbstentscheidung)
- *»Herr ... kam mir stark schwankend vor dem Hauseingang entgegen. Er roch stark nach Alkohol und wankte Richtung Straße.«* (Verstoß gegen die Aufsichtspflicht und unterlassene Hilfeleistung)
- *»Frau ... wehrte sich gegen die Intimpflege. Haben sie zu zweit durchgeführt. Schwester K. hat Frau ... festgehalten, ich habe gewaschen ...«*
- *»Herr ... hatte sich gegen 11.00 Uhr stark eingekotet. Wahrscheinlich hat er es extra gemacht. Habe ihn deshalb zwei Stunden in seinen Ausscheidungen liegen gelassen. Er soll mal merken, wie es stinkt ...«*

2.1.13 Rechtliche Vorschriften

»Die Rechtssprechung zeigt auf, dass pflegerische Leistungen nur dann als »gemacht« gelten, wenn sie auch dokumentiert sind. Folgende Manipulationen der Dokumentation gelten als Dokumentenfälschung: Tipp-Ex®, Überkleben, Schreiben mit Bleistift und Ausradieren, unleserlich machen (Korrekturen müssen so vorgenommen werden, dass das Original leserlich bleibt). Die Dokumentation in Pflegeplanung und Pflegebericht muss »dokumentenecht«, das heißt mit Tinte / Kugelschreiber erfolgen« (Flumeri et al 2003:3).

Zusammenfassung der Merkmale professioneller Berichterstattung
Professionelle Berichte zeichnen sich durch folgende Merkmale aus:
- Treffende und eindeutige Formulierungen.
- Sachlich und fachlich korrekte Darstellung.
- Markierung oder Kennzeichnung beeinflussender oder subjektiver Textteile (*»meiner Meinung nach ...«*).
- Zielgruppenorientierte Formulierungen (einfache, deutliche und verständliche Sprache).
- Einbindung plausibler Schlussfolgerungen (*»Es ist daher notwendig, dass ...«* – *»Bitte noch ... durchführen.«* – *»Temperatur weiter beobachten ...«* etc.)
- Dokumentengerechte Verfahrensweise.
- Anknüpfung an den vorangegangenen Bericht (*»Im Gegensatz zu heute Morgen zeigte sich ...«* – *»Der Urin ist immer noch ...«*).
- Anknüpfung an den weiteren Pflegezeitraum durch Empfehlungen.

3. Die Bedeutung des Pflegeberichts – Welche Gründe sprechen für eine korrekte und angemessene Berichterstellung?

Es gibt unterschiedliche Gründe für die Durchführung einer angemessenen und fachlich professionellen Berichterstattung. Auch wenn für viele Pflegende der »Schreibkram« scheinbar nur zusätzliche Arbeit ist oder von der eigentlichen Pflege abhält, lassen sich die Begründungen für die Umsetzung der professionellen Pflegeberichterstattung schnell erkennen. Die Einsicht, dass es sich hierbei um ein wichtiges Instrument, um ein *grundlegendes Werkzeug und um einen nicht auszuschließenden Bestandteil des Pflegeprozesskreislaufs* handelt, ist die unabdingbare Voraussetzung dafür, dass die Mitarbeiter in der Praxis sich dieser Aufgabe widmen. Die Notwendigkeit der Pflegeberichterstellung zielt auf verschiedene Ebenen:

3.1 Das Ziel einer fachlich hochwertigen, professionellen Leistung

Der Problemlösungs-Regelkreis der WHO für die Umsetzung der Pflegeplanung stellt das Werkzeug für die individuelle und bewohnerorientierte, aktivierende Pflege dar. Dieses gilt als Rüstzeug zur Umsetzung der Pflege. Pflegerische Leistungen, die ungeplant und unkoordiniert stattfinden, können nicht als professionell angesehen werden. Selbst bei erreichten guten Ergebnissen sind sie nicht zu akzeptieren, da das Ergebnis nur als zufällig, nicht als angestrebt bewertet wird, und die durchgeführten Maßnahmen nicht als bewusst eingesetzt angesehen werden können.

Die Planung ist dabei auf die Zukunft gerichtet. Sie spiegelt Vorüberlegungen und Planungsschritte, die eine bestimmte Entwicklung des Bewohners und die seiner Probleme und Ressourcen für die Zukunft gewissermaßen vorplant. Ob diese Planung geeignet ist und die Durchführung gewünschte Wirkung hat, muss sich dann in der Umsetzung und in der täglichen Ist-Situation beweisen.

Der Pflegebericht ist das Instrument, das die ständige Evaluation der Pflege in der täglichen Umsetzung widerspiegelt und daher für den professionellen Erkenntnisprozess wichtig ist. Er zeigt reflektiertes Handeln und gibt z. B. Aufschluss über notwendige Modifikationen. Er spiegelt die Realität wider und zeigt auf, ob die geplante Entwicklung eintritt oder nicht. Er bildet akut einsetzende, sich verändernde oder wiederholt auftretende Faktoren oder Prozesse ab. Die schriftlich dargestellte Erfahrung und die durch die Pflegekraft stattgefundene Reflektion wird dann in Überlegungen eingebunden und es wird geprüft, ob die Modifika-

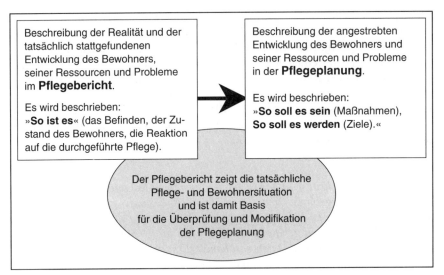

Abb. 7: Vom »So ist es« zum »So soll es sein«.

tion der Pflegeplanung stattfinden muss. Der Pflegebericht ist auch das Instrument der Wahl zur Übergabe von Informationen zwischen einzelnen Mitarbeitern dar.

3.2 Eine Maßnahme der Qualitätssicherung

Technische Produktionsprozesse lassen sich nahezu vollständig vorplanen; das Ergebnis wird mit einer hohen Wahrscheinlichkeit den Erwartungen entsprechen. Dienstleistungsprozesse, zu denen auch pflegerische Leistungen gehören, sind nicht im gleichen Umfang vorplanbar. Auf beiden Seiten, d. h. auf der Seite der Dienstleistungserbringer und auf der Seite des Kunden, der die Dienstleistung in Anspruch nimmt, sind Schwankungen im Bereich der Bedürfnisse sowie in der Bewertung der Leistungen möglich. Hierdurch wird eine ständige Überprüfung der Eignung einer vorgeplanten Maßnahme sowie die abschließende Reflektion der Ergebnisse und der wahrgenommenen Qualität auf beiden Seiten erforderlich.

Ein kontinuierlicher und informativ geführter Pflegebericht lässt notwendige Pflegemodifikationen leichter erkennen. Die Adaptation der Pflegemaßnahmen an sich verändernde Ziele oder Probleme führt zu einer hochwertigeren Pflege, die nicht nur einen höheren Grad an Problem- und Ressourcen- sowie Zielorientierung ermöglicht, sondern auch den Bewohner mit seiner Individualität in den Vordergrund stellt. Dokumentierte Fragen wie: Wie wirkt meine Pflege auf den Bewohner? Welche Reaktionen zeigt er? Konnten die Pflegeprobleme durch meine Maßnahmen reduziert oder behoben werden? Gelang es, Ressourcen durch meine

Strategie zu erhalten oder sogar zu steigern? seien exemplarisch aufgezeigt, um erkennbar zu machen, wie sich der Pflegeprozess hier am Bewohner und am angestrebten Pflegeergebnis orientiert. Hierbei kann von einer gesteigerten Pflegequalität gesprochen werden. Ohne eine Überprüfung der Wirkung der Pflege und eine Darstellung der Reflektion werden die Ergebnisse der Pflege zufällig sein.

Gut geeignet als Instrument ist hier der **PDCA-Zyklus.** Er bedient sich der immer wiederkehrenden Abfolge der vier Teilschritte: Planen, Durchführen, Überprüfen und Agieren bzw. Verbessern.

»Plan«-Phase:

In diesem ersten Schritt wird das Verbesserungsthema festgelegt, indem die Ziele, die wichtigsten Ergebnisse und die größten Hindernisse geklärt werden. Anschließend wird die Ist-Situation analysiert. Hierzu wird das zu untersuchende Problem abgegrenzt und genau beschrieben. Um die Ursachen erkennen zu können, werden entsprechende Daten gesammelt. Erst auf dieser quantitativen Basis ist es möglich, die Verbesserungspotenziale eindeutig zu identifizieren, entsprechende Teilziele abzuleiten und Maßnahmen festzulegen.

»Do«-Phase:

In dieser Phase werden die ausgewählten Maßnahmen umgesetzt. Es kann jedoch immer in die Plan-Phase zurückgegangen werden, um weiter Informationen zu beschaffen oder die Maßnahme zu überarbeiten. Für eine gute Visualisierung kann ein standardisierter Aktivitätenkatalog sorgen, der schnell Auskunft über den Ist-Stand und den Fortschritt der Maßnahmen gibt.

»Check«-Phase:

Hier werden die Auswirkungen der geplanten Maßnahmen überprüft, indem man der Frage nachgeht, ob und wie die in der Plan-Phase festgelegten Ziele erreicht wurden. Dafür werden die Ergebnisse kontrolliert, erfasst und im Aktivitätenkatalog visualisiert. Eine regelmäßige Erfolgskontrolle ist nötig, um aufzuzeigen, ob die Ziele erreicht wurden. Kommt es zu Abweichungen, muss dies überprüft und festgehalten werden. Auch Misserfolge können für den KVP aufschlussreich sein (»Aus Fehlern lernen!«).

Agier- oder »Act«-Phase:

In diesem abschließenden Schritt werden die durchlaufenen Phasen reflektiert und die Erfahrungen gesichert, indem man erfolgreiche Größen standardisiert und Folgeaktivitäten anstößt. Daraus können sich Ziele für weitere, nachfolgende PDCA-Zyklen entwickeln, um so neue Verbesserungsaktivitäten ins Leben gerufen werden« (Blonski; Stausberg 2003).

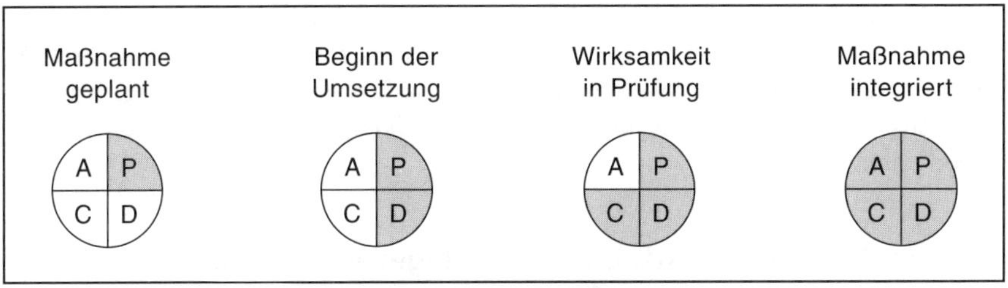

Maßnahme geplant	Beginn der Umsetzung	Wirksamkeit in Prüfung	Maßnahme integriert
A P C D	A P C D	A P C D	A P C D

Abb. 8: PDCA-Kreislauf (vgl. *Blonski*; *Stausberg* 2003).

3.3 Darstellung der Entwicklung des Bewohners in der realen, täglichen Pflegesituation

Sowohl die tägliche Befindlichkeit des Bewohners wie auch seine Veränderungen im Verlauf von Stunden, Tagen und Wochen müssen überprüft werden, für andere erkennbar und nachvollziehbar gemacht und in neue Überlegungen, d. h. Planungen einbezogen werden, wenn der Prozess der Entwicklung, also der Pflegeprozess entstehen soll.

Die Wünsche, Bedürfnisse und Verhaltensweisen des Bewohners verändern sich, sind an verschiedenen Tagen oder sogar im Tagesverlauf unterschiedlich. So wie jeder von uns gute und schlechte Tage, Tage voller Lebenslust und Tatendrang, Tage voller Optimismus oder Traurigkeit hat, so unterliegt auch der Bewohner Schwankungen. Pflegemaßnahmen müssen sich daran orientieren, müssen angepasst, d. h. auf die aktuellen Probleme oder Bedürfnisse zugeschnitten werden.

Insbesondere bei demenziellen Veränderungen lassen sich Bedürfnisse oder Aktivitäten des Betroffenen häufig nicht im Vorfeld erkennen, da die sprachliche Kommunikation zum gegenseitigen Austausch und zur Einstellung des Pflegenden auf den Pflegebedürftigen zum Teil häufig eingeschränkt ist. So kann auch der Pflegeaufwand von Tag zu Tag unterschiedlich sein. Vorgeplant werden können für diese Menschen die regelmäßig wiederkehrenden Leistungen bzw. die Maßnahmen, die im Bedarfsfall, d. h. beim Auftreten einer beschriebenen, aktuell vorhandenen Situation notwendig werden.

In der Pflegeplanung werden solche »Bedarfsmaßnahmen« folgendermaßen beschrieben sein: »*Pflegeproblem: Frau K. kann sich je nach Tagesform nicht selbstständig ankleiden, weiß dann nicht, in welcher Reihenfolge die Kleidungsstücke angekleidet werden. Ressource: Zeitweise kann Frau K. sich selbst ankleiden, wenn die Kleidungsstücke in umgekehrter Reihenfolge auf dem Stuhl bereit liegen.*« Im Pflegebericht muss nun beschrieben werden, wie sich der Zustand von

Frau K. und damit der Bedarf an Pflege an den verschiedenen Tagen, also heute, morgen, übermorgen zeigt. So kann der wechselnde Pflegebedarf von Frau K. nachvollziehbar aufgezeigt werden. Der Pflegebericht ist hier notwendig, um sinnvolle Zusammenhänge, analysierte wirksame Maßnahmen bei aufgetretenen Problemen nachzuvollziehen.

3.4 Darstellung des tatsächlichen Pflegezeitaufwands – Unterstützung bei der Eingruppierung in eine Pflegestufe

Der tatsächliche Pflegezeitaufwand ist in der Pflegeplanung nicht immer vollständig erkennbar. Insbesondere **im ersten Zeitraum** nach der Aufnahme eines Bewohners, in den ersten Wochen **nach der Zurückübernahme aus einem Krankenhaus oder nach Auftreten einer unvorhersehbaren Situation** (z. B. Sturz mit Prellungen, grippaler Infekt) wird durch situationsbedingt akut auftretende Probleme in der Durchführung der Pflege von der erstellten Pflegeplanung abgewichen. Zunächst werden zusätzliche oder in der Durchführung anders verlaufende Maßnahmen notwendig, die von den Pflegenden häufig »mal eben« angepasst oder geleistet werden. Wenn diese Veränderung nicht im Pflegebericht eingetragen wird, ist die bewohnerorientierte Anpassung und der entsprechende Aufwand nicht erkennbar.

Auch bei **demenziell erkrankten Bewohnern** kann die Pflegeplanung nicht als das allein geeignete Instrument zur Darstellung des Pflegezeitaufwandes genutzt werden. Bei dieser Bewohnergruppe ist nicht selten eine ständige Anpassung an die aktuellen Bedürfnisse des Menschen erforderlich, denn durch die eingeschränkten Wahrnehmungs- und Denkprozesse des Betroffenen ist die eigenständige Möglichkeit, zu reflektieren und in angemessener Weise zu entscheiden und zu handeln eingeschränkt.

In diesen Situationen ist der Pflegebericht das ideale Instrument, um das Besondere in der heutigen Pflegesituation darzustellen und den tatsächlichen Pflegezeitaufwand bzw. die bei der Durchführung der Pflege entstehenden Probleme darzustellen. Der Pflegebericht dient hier also der Optimierung der Darstellung des tatsächlichen Pflegezeitaufwandes.

Folgende Eintragungen sind für die Darstellung des tatsächlichen Pflegezeitaufwands sinnvoll:
• Zusätzlich geleistete Tätigkeiten (welche Aufgaben wurden »mal eben« zusätzlich oder außergewöhnlich durchgeführt?)
• Modifikation der geplanten Pflege (Welche Bedürfnisse, Probleme oder Ressourcen bestanden bei der Pflegedurchführung, die zu einer Abänderung der geplanten Maßnahme führten?)

- Tatsächlicher Zeitaufwand der Pflege. (Wie lange dauerte die Durchführung der Maßnahmen und warum hat es länger gedauert als »normal«?) Immer wenn erkennbare Abweichungen von den im Zeitkorridor vorgegebenen Zeiten bestehen (Minutenwerte vom § 80 SGB XI, siehe Anhang), sollte der realistische Zeitraum dokumentiert werden. Wenn dieser wiederholt und regelmäßig benötigt wird, ist der Gutachter des MDK gemäß § 80 SGB XI aufgefordert, den realistischen, d. h. begründbaren und nachweisbaren individuellen Zeitaufwand zu berechnen.«»1. *Die Zeitkorridore enthalten keine verbindlichen Vorgaben. Sie haben nur Leitfunktion. 2. Die Zeitkorridore entbinden den Gutachter nicht davon, in jedem Einzelfall den Zeitaufwand für den Hilfebedarf bei der Grundpflege des Versicherten entsprechend der individuellen Situation des Einzelfalls festzustellen. Unzulässig wäre beispielsweise eine schematische und von den Besonderheiten des Einzelfalls losgelöste Festsetzung stets des unteren oder des oberen oder eines arithmetisch ermittelten Zeitwertes« (Begutachtungsrichtlinie).*
- Erschwernisfaktoren (Sind Faktoren erkennbar, die dafür gesorgt haben, dass hier mehr Zeit benötigt wurde als im Zeitkorridor oder musste eine Pflegemaßnahme häufiger durchgeführt werden als »normal«?)

Da den Pflegenden häufig nicht einsichtig und logisch nachvollziehbar ist, was »normal lang« oder »normal häufig« ist, sollten die Inhalte des § 80 SGB XI in Fortbildungen vermittelt werden.

Tabelle 1: Erschwernisfaktoren (vgl. Begutachtungsrichtlinie).

Pflegeerleichternde Faktoren	Pflegeerschwerende Faktoren
• Körpergewicht unter 40 kg • Pflegeerleichternde räumliche Verhältnisse • Hilfsmitteleinsatz	• Körpergewicht über 80 kg • Kontrakturen/Einsteifung großer Gelenke • Hochgradige Spastik • Hemiplegien oder Paresen • Einschießende unkontrollierte Bewegungen • Fehlstellung der Extremitäten • Eingeschränkte Belastbarkeit infolge schwerer kardiopulmonaler Dekompensation mit Orthopnoe und ausgeprägter zentraler und peripherer Zyanose sowie peripheren Ödemen • Abwehrverhalten mit Behinderung der Übernahme • Stark eingeschränkte Sinneswahrnehmungen (Hören/Sehen) • Starke therapieresistente Schmerzen • Pflegebehindernde räumliche Verhältnisse • Zeitaufwändiger Hilfsmitteleinsatz (z. B. Lifter) **Es genügt hier die einmalige explizite Begründung des Mehraufwands.** Die Minutenwerte des Zeitkorridors vom MDK finden sich im Anhang

3.5 Höhere Zufriedenheit der Betroffenen

Eine individuelle und bewohnerorientierte Pflegeprozessplanung wirkt sich auf die Zufriedenheit und den Grad der Selbstständigkeit der Betroffenen aus. »*Langzeitpatienten (...), bei denen mit dem Pflegeprozess gearbeitet wurde, sind signifikant zufriedener, weniger inkontinent, weniger stark abhängig, aktiver in der Selbstpflege und haben eine höhere Lebensqualität als Langzeitpatienten, bei denen nicht mit dem Pflegeprozess gearbeitet wurde*« (*Miller* 1988, zit. n. *Flumeri* 2003:4).

Erklärbar wird dieses Ergebnis dadurch, dass die Pflege bei einer kontinuierlichen Pflegeprozessplanung sich ständig an den aktuellen Bedürfnissen und Problemen des Bewohners orientiert und nicht einem mechanistischen, starrem Modell folgt.

Damit die Erkenntnisse des letzten Pflegezeitraums Informationen für die Veränderung der Pflegeplanung geben kann, müssen kontinuierlich erhobene Daten aus dem Pflegebericht entnommen werden können. Hier werden die Beobachtungen verschiedener Pflegender über einen längeren Zeitraum gebündelt und dem Evaluierenden zur Verfügung gestellt.

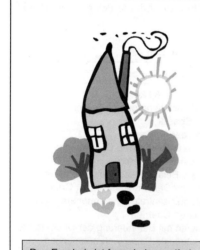

Das Ergebnis ohne Reflektion beim Bau und ohne Modifikation auftretender Probleme:

Das Ergebnis ist nicht angemessen, juristisch nicht haltbar, möglicherweise gefährdend, nicht dauerhaft und stellt den Käufer oder Kunden nicht zufrieden.

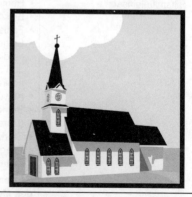

Das Ergebnis ist formal einwandfrei, haltbar, zeugt von Professionalität. Es stellt alle Beteiligten zufrieden und wird dauerhaft bestehen bleiben.

Abb. 9: Unterschiede der Pflegeprozessqualität mit und ohne tägliche Reflektion und Darstellung im Pflegebericht.

3.6 Juristische Absicherung der Pflegenden

Kommt es zu einer juristischen Streitsituation, müssen die Pflegenden die Durchführung ihrer professionellen Tätigkeit beweisen. Per Gesetz gelten Maßnahmen, die nicht schriftlich dokumentiert sind, als nicht durchgeführt. Kommt es zu Komplikationen oder Veränderungen im Zustand des Bewohners, die per Gericht geklärt werden sollen, so müssen die Pflegenden nachweisen, dass sie alle Maßnahmen zur frühzeitigen Erkennung sowie zur Abwendung von Gefährdung und Schaden durchgeführt haben. Ohne eine schriftliche Dokumentation geht dies nicht.

Beispiel:
Eine Bewohnerin ist nachts gestürzt und hat sich eine Oberschenkelhalsfraktur zugezogen. Die Angehörigen werfen nun der Einrichtung vor, ihre Mutter habe nach eigenen Aussagen die ganze Nacht hilflos vor dem Bett gelegen. In Deutschland gibt es die Beweislastumkehr, d. h. die Pflegenden müssen nachweisen, dass sie

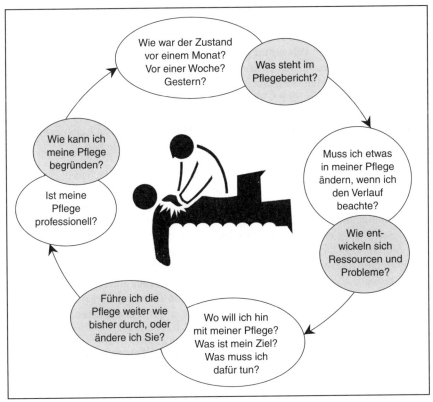

Abb.10: Erkennbare Entwicklung des Bewohnerzustandes in der Pflegeplanung.

alle erforderlichen Maßnahmen zur Vermeidung einer Gefährdung des Betroffenen durchgeführt haben; nicht der Betroffene oder seine Angehörigen sind in der Beweislast.

Ist nun in den Pflegedurchführungsnachweisen die Leistung »Kontrollgang« mit Handzeichen und Uhrzeit als durchgeführt erkennbar und findet sich ein Eintrag im Pflegebericht: *»Beim Kontrollgang um 3.30 Uhr schlief Frau K. ruhig«,* kann die betroffene Pflegekraft nachweisen, dass der Sturz nur nach 3.30 Uhr geschehen sein kann. Da jetzt die mündliche Aussage der Bewohnerin (bzw. der Angehörigen) der schriftlichen Aussage der Pflegenden in der Pflegedokumentation gegenübersteht, ist der Nachweis für die »Unschuld« der Pflegekraft erbracht, der Vorwurf der unprofessionellen Pflege entkräftet.

3.7 Strukturhilfe bei der Evaluation der Pflegeplanung

Damit sich der Pflegeprozess möglichst weitgehend an der aktuellen Problem- und Ressourcensituation des Bewohners orientiert, muss die Pflegeprozessplanung evaluiert werden. Unter Evaluation wird hier die kritische Überprüfung der Wirksamkeit und Eignung der Pflege verstanden. Hierbei steht einerseits **die erkennbare Effektivität der Pflegemaßnahmen** (Konnten wir durch unsere Pflege bestehende Probleme verkleinern? Konnten wir vorhandene Ressourcen erhalten oder sogar fördern? Konnten wir gesetzte Ziele erreichen? Wie hat sich der Bewohner durch unsere Pflege gefühlt? War er zufrieden?) im Vordergrund. Andererseits werden neu aufgetretene Probleme und Ressourcen, Art und Häufigkeit geplanter Maßnahmen sowie eine Veränderung bei der Durchführung von Leistungen überprüft. Diese Ergebnisse müssen in den weiteren Prozess eingehen.

Die Pflegeplanung wird in einem Abstand von vier bis acht Wochen überprüft. In dieser Zeit ist der Pflegebericht das Instrument, um kleine Veränderungen, unvorhersehbare Ereignisse, Reflektionen einzelner Bereiche, zusätzlich durchgeführte Maßnahmen mit Begründungszusammenhang, die Bewertung der Pflege auf diesen Menschen und seine Entwicklung in kürzeren Abständen zu beschreiben. Nur so lässt sich bei der »großen Evaluation« eine wirkliche Einschätzung des Pflegeprozessverlaufs vornehmen. Dies bedeutet:
• Die tägliche Evaluation wird im Pflegebericht durchgeführt und dokumentiert.
• Die übergeordnete und umfassende Evaluation (häufig in Form einer Pflegevisite) wird alle vier bis acht Wochen durchgeführt und dokumentiert.

3.8 Strukturhilfe bei der Durchführung der Pflegevisite

Bei der Pflegevisite handelt es sich um einen Besuch **bei** und ein Gespräch **mit** dem Bewohner. Neben dieser am häufigsten eingesetzten Form gibt es als Erweiterung die Pflegevisite mit Integration der Angehörigen.

Um für sich selbst, mit der beratenden Kollegin oder mit einem Angehörigen bestimmte Entscheidungen treffen zu können oder um eine Entwicklung des Bewohnerzustandes zu verstehen, wird der Pflegebericht benötigt.

Folgende Fragen könnten anhand des Pflegeberichts im Verlauf der Pflegevisite erläutert und geklärt werden:

- Wie ist der Zustand des betroffenen Bewohners heute und in den letzten Tagen bzw. Wochen?
- Zeigen sich Veränderungen, Probleme, spezielle Anforderungen an die Pflegenden oder ein erhöhter Pflegezeitaufwand bei bestimmten Maßnahmen?
- Lassen sich im Pflegebericht Hinweise darauf finden, dass der Betroffene zufrieden, unzufrieden, unglücklich oder anders gestimmt ist?
- Können Hinweise auf verursachende Faktoren für diese Gestimmtheit erkannt werden und lassen sich daraus notwendigerweise durchzuführende Maßnahmen ableiten?
- Wurden im Pflegebericht wiederkehrende Zwischenfälle oder ein langsam steigender Pflegezeitaufwand beschrieben, sodass die Notwendigkeit einer Überprüfung der Pflegestufe und damit ein Antrag auf Höhergruppierung erforderlich wäre?
- Lässt sich eine Verschlimmerung oder Verbesserung im Zustand oder die Zunahme eines bestimmten Problems erkennen, die für eine Änderung der im Pflegeplan aufgestellten Maßnahmen verantwortlich sind? (Ohne Information verstehen die Angehörigen Änderungen nicht und fühlen sich ggf. betrogen oder hintergangen)
- Ist ein Antrag auf Höherstufung oder Abstufung sinnvoll?

3.9 Hilfe zur Förderung der Kommunikation im Pflegeteam und im interdisziplinären Team

Bei zunehmendem Zeitdruck, bei enger werdenden personellen Ressourcen sowie bei ständig zunehmender multifaktorieller Problematik der Bewohner (bedingt durch Multimorbidität, steigendes Lebensalter, höherer Grad der Individualisierung in der Sozialisation) ändert sich die Problemsituation der Bewohner. Es zeigt sich eine zunehmende Anzahl von Pflegeproblemen mit steigenden und unterschiedlichen Ursachen; es zeigt sich bei Zunahme der Demenzen immer häufiger eine Problemlage, die nicht täglich in gleichem Maße und in gleichem Umfang auftritt (eher wechselnde Probleme und Zustände) und es zeigt sich die Notwendigkeit der flexiblen Reaktion der Pflegenden auf unterschiedliche Anforderungssituationen.

Gleichzeitig ist beim Pflegepersonal eine Kombination von professionell ausgebildeten Pflegenden und nicht examinierten Pflegehilfskräften erkennbar. Durch Veränderungen der Übergabezeiten und durch Auflösung des traditionellen Drei-

Schichten-Systems ist die Informationsweitergabe an die übernehmenden Mitarbeiter (im Gespräch, z. B. in der Übergabe) immer weniger gewährleistet. Bei zunehmenden Informationen und der steigenden Notwendigkeit, kontinuierlich und ausreichend zu informieren, sinken die Möglichkeiten einer mündlichen Übergabe. Der Pflegebericht ist hier die einzige Alternative.

Zu jeder Zeit können Informationen eingetragen, wieder gelesen, also entnommen werden. Kommunikation und Informationsweitergabe können dauerhaft nur über den Pflegebericht garantiert werden. Jeder Pflegende kann sich zu jedem Zeitpunkt jede beliebige Information aus dem Pflegebericht herausholen. Durch die Kombination mit dem Reitersystem oder mit einem elektronischen Signalsystem in der EDV-gestützten Pflegedokumentation werden alle am Pflegeprozess beteiligten Personen so in ausreichendem Maße informiert.

Auch die Information an andere Mitarbeiter des interdisziplinären Teams (z. B. Krankengymnastik, Sozialdienst, Ergotherapie) werden sinnvollerweise über den Pflegebericht organisiert. Neben diesem täglichen Informationsaustausch kann einmal wöchentlich eine gemeinsame Teamsitzung zur Diskussion klärungsbedürftiger Punkte sowie zur Ausschaltung übergeordneter Fragen durchgeführt werden.

Folgende Fragen könnten beim Schreiben des Pflegeberichts sinnvoll sein:
• Was will ich den anderen Pflegenden mitteilen?
• Welche Informationen benötigen sie, um den Bewohner in angemessener Qualität betreuen und pflegen zu können?
• Welche Beobachtungsparameter sollen weiter kontrolliert werden, um ein kontinuierliches Bild zu erhalten?
• Gibt es Tätigkeiten, die in der nächsten Schicht, in den kommenden Tagen weiter durchgeführt werden sollen, die jedoch nicht dauerhaft nötig sein werden, (nicht länger als eine Woche), sodass sie im Pflegebericht dokumentiert werden können und nicht in der Pflegeplanung eingetragen werden müssen?
• Weitere Punkte finden sich im Kapitel 11 »Was gehört in den Pflegebericht?«

3.10 Instrument zur Begründung der Durchführung oder Unterlassung von Pflegemaßnahmen

Prinzipiell muss die Durchführung von Pflegemaßnahmen nicht im Pflegebericht dokumentiert werden. Leistungen werden in den Leistungsnachweisen dokumentiert, sodass ein Eintrag im Pflegebericht eine doppelte Dokumentation wäre.

Diese Regel beinhaltet zwei Ausnahmen:
1. Durchgeführte Pflegemaßnahmen, die in der Pflegeplanung aufgeführt sind und dort hinsichtlich der **Art und Weise** (Was und Wie?), der **Dauer** (Wie lange?),

der **Hilfsmittel** (Womit?), der **Zielsetzung** (Warum?), der **Lokalisation** (Wo hinsichtlich der Räumlichkeit? Wo hinsichtlich auf Lokalisation am Bewohner) erläutert werden, sind dort ausreichend beschrieben und müssen lediglich im Leistungsnachweis abgezeichnet werden.

2. Wenn jedoch die in der Pflegeplanung beschriebene Maßnahmenplanung geändert wird und
   * die Leistung reduziert oder sogar unterlassen wird, oder
   * weil sie kürzer, d. h. mit einer reduzierten Dauer, oder
   * weil sie mit einem geringeren Aktivierungsgrad (Körperpflege z. B. im Bett statt am Waschbecken im Badezimmer) durchgeführt wird,
   * weil nur Anteile einer Gesamtleistung durchgeführt wurden, oder
   * wenn die Leistung erhöht wird, weil sie länger dauert (Gründe und Dauer dann angeben! – Erschwernisfaktor überprüfen!),
   * weil sie häufiger durchgeführt wird (Grund angeben!), oder
   * wenn zusätzliche Leistungen notwendig werden (ggf. Erschwernisfaktor überprüfen!) oder
   * weil die Leistungsart geändert wurde (z. B. Übernahme statt Anleitung)
   muss die Leistung im Pflegebericht dokumentiert und die näheren Gründe für die Entscheidung dazu erläutert werden.

Wenn mehr oder weniger oder anders gepflegt wird als geplant, ist der Pflegebericht das geeignete Instrument, um die Entscheidung hierfür, den Kontext und die genaue Maßnahme zu beschreiben.

Die Hintergrundfragen lauten:
* **Was habe ich geändert?**
* **Warum habe ich die geplante Maßnahme geändert?**
* **Was war die Ursache? Was lag vor?**
* **Wie habe ich die Maßnahme geändert?**
* **Wie habe ich sie genau durchgeführt?**
* **Welche notwendigen Anschlussmaßnahmen gibt es?**

3.11 Maßnahmendokumentation bei Erweiterung von Maßnahmen und bei höherem Zeitaufwand

Es ist wichtig, zusätzliche Maßnahmen nicht ohne Begründung durchzuführen, sondern die Ursache für die Notwendigkeit zu analysieren und schriftlich zu begründen. Maßnahmen werden nicht deswegen allein schon berechnet, weil sie gemacht wurden. Es muss vielmehr die Notwendigkeit erkennbar sein.

Beispiel: »*Herr K. wurde heute im Frühdienst 7 (statt 3) Mal zur Toilette begleitet, er hatte leichten Durchfall. Er bekam 10 Mal Getränke angereicht. Herr K. hat jeweils nur ca. 50 ml getrunken, fühlte sich unwohl, lehnte eine höhere Flüssigkeitsaufnahme ab, weil »ihm ein wenig übel sei«: RR 100/70 mg/Hg. Bitte Blutdruck und Flüssigkeitszufuhr weiter kontrollieren. Weiter vermehrt Flüssigkeit anbieten. Soll nach Anordnung von Dr. N.N. wenigstens 2 Liter am Tag trinken.*«

Auch Maßnahmen, die ansonsten nicht routinemäßig durchgeführt werden, sollten, wenn sie nicht langfristig erforderlich werden, im Pflegebericht dokumentiert werden. So können kurzfristig auftretende Pflegezeiterhöhungen über den Pflegebericht abgedeckt werden, ohne die Planung jedes Mal zu verändern.

3.12 Maßnahmendokumentation bei Reduzierung/Wegfall von Maßnahmen

Maßnahmen dürfen auch nicht einfach wegfallen und unterlassen werden, wenn sie in der schriftlichen Pflegeplanung dokumentiert sind. Auch die Unterlassung muss schriftlich begründet sein, da der Vertrag zwischen Leistungsanbieter (stationäre Pflegeeinrichtung) und Leistungszahler (Pflegekasse oder Angehöriger) auf der Basis der vorgeplanten Leistungsmerkmale ausgehandelt wird. Wenn Leistungen nun unbegründet nicht durchgeführt werden, kann der Leistungszahler eine Kürzung der Leistungsentgelte vornehmen. Die Begründung der »Nicht-Durchführung« muss auf der Basis einer professionellen Entscheidung und unter Berücksichtigung der individuellen Bewohnerbedürfnisse dokumentiert werden.

Beispiel: »*Bei Frau U. wurde heute die Körperpflege nicht im Bad, sondern im Bett durchgeführt. Frau U. fühlte sich nicht wohl, hatte leichten Schwindel und wollte daher lieber im Bett bleiben. Der RR war 120/80 mm/Hg.*«

Findet sich nun wiederholt eine zusätzliche Maßnahmendurchführung im Pflegebericht beschrieben oder lässt sich anhand der Eintragungen erkennen, dass die bestimmte Maßnahmen hier, bei diesem Bewohner regelmäßig länger dauern als in den Zeitkorridoren des SGB XI § 80 angegeben, so wird deutlich, dass dieser Zustand in die Pflegeplanung übernommen werden kann.

Dieselbe Regel gilt für ein dauerhaftes Unterlassen oder Reduzieren bzw. Ändern von Maßnahmen.

Somit ist der Pflegebericht hier das Instrument zur Erkennung solcher Gegebenheiten, zur Begründung der Notwendigkeit zur Durchführung zusätzlicher Maßnahmen sowie zur Berechnung von mehr Pflegeminuten für die einzelne Maßnahme (z. B. bei Vorliegen von Erschwernisfaktoren). Der Pflegebericht kann damit bei der Vertretung eines hohen Pflegezeitaufwandes und zur Verteidigung der Notwendigkeit einer höheren (als der vorhandenen) oder hohen Pflegestufe genommen werden. Ist der Pflegebericht sachlich und fachlich fundiert geschrieben, kann er sogar vor Gericht als Dokument verwertet werden.

Der Pflegebericht ist hier auch das Instrument zur Darstellung des realistischen Pflegezeitaufwandes und notwendig für die Evaluation der Pflegeplanung.

3.13 Der Pflegebericht als Pflegeplanungsersatz bei kurzfristigen Problemen und Erkrankungen

Pflegeprobleme oder Krankheiten, die nur kurzfristig auftreten, werden über den Pflegebericht »bearbeitet«. Derartige Zustände, die wahrscheinlich nur wenige Tage bis maximal eine Woche andauern, können durch folgende Angaben hier als »Mini-Ersatz-Pflegeplanung« platziert werden:

* Wie sieht das Problem aus? Welche Symptome zeigen sich?
* Welche Pflegeprobleme entstehen aus dieser Situation?
* Welche Analyseverfahren werden jetzt durchgeführt oder sollen im weiteren Verlauf noch durchgeführt werden?
* Welche Maßnahmen wurden eingeleitet?
* Welche Beobachtungswerte sind kontinuierlich zu erheben? Wo sollen sie dokumentiert werden?
* Sind andere am interdisziplinären Team beteiligten Berufsgruppen zu informieren? (z. B. Arzt, Hauswirtschaft, Sozialdienst o. a.?)

Wenn ein auftretendes Problem wahrscheinlich nur kurzfristig auftritt und in weniger als einer Woche behoben werden kann, so kann die Problembeschreibung, die Zielsetzung sowie die Maßnahmenplanung im Pflegebericht erfolgen!

3.14 Der Pflegebericht als integraler Bestandteil der Pflegeplanung

Im Regelkreis der Pflegeprozessplanung wird die Evaluation als ein Teilschritt genannt, die sich unmittelbar an die Durchführung der Pflege anschließt. Dies bedeutet, dass eine Maßnahme niemals durchgeführt wird, ohne die Wirkung auf den Bewohner zu reflektieren oder ohne auf möglicherweise neu auftretende, bislang nicht vorhandene Probleme oder auf die Entwicklung von Ressourcen zu achten.

Derartige Reflektionsprozesse laufen zunächst in der durchführenden Pflegekraft ab; auch ohne bewusste Wahrnehmung wird jeder Pflegende bestimmte Kontrollprozesse und beobachtende Maßnahmen durchführen.

Im Rahmen mündlicher Übergaben werden die erhobenen Ergebnisse auch oft an andere Pflegende weiter gegeben. Trotzdem – sowohl die Quantität wie auch die Qualität der Weitergabe ist hierbei dem Zufall überlassen, d. h. das Ergebnis der verknüpfenden Informationsvermittlung hängt ab von der Professionalität und dem Interesse des übergebenden Pflegenden sowie vom Interesse der übernehmenden.

Ein schriftlich geführter Pflegebericht kann hier als die geeignete Lösung gesehen werden. Die Informationsweitergabe ist nicht länger personenabhängig, sondern prozessabhängig. Wenn die durchführende Pflegeperson ihre Beobachtungen, erkannten Probleme, eingeleiteten Analysen und weiterführenden Maßnahmen beschreibt, wird der Pflegeprozess für den übernehmenden Pflegemitarbeiter in einem Teilschritt erkennbar. Die Pflege hat sich an diesem Tag verändert und möglicherweise werden auch für die kommenden Tage Modifikationen erforderlich werden. Die übernehmende Pflegekraft kann nun an die Handlung der Kollegin/des Kollegen anknüpfen und bei der Durchführung der Pflege weiterführende Beobachtungen machen.

Beispiel: *»Frau A. hat eine leicht gerötete Haut am Gesäß. Sie hatte stark geschwitzt und den ganzen Mittag auf dem Rücken gelegen. Habe wie verordnet mit Bepanthen-Salbe® eingerieben. Bitte darauf achten, dass Frau A. nicht länger als 2 Stunden auf dem Rücken liegt. Ggf. Lagerungsprotokoll anfertigen (wenn erkennbar wird, dass sie sich am Nachmittag nicht ausreichend oft dreht und Frau A. zum Drehen auffordern).«*

Die Pflegekraft, die am Nachmittag die Pflege übernimmt, wird durch diese Eintragung aufgefordert, den Hautzustand sowie die eigenständige Fähigkeit zum und die Umsetzung des Lagerungswechsels durch Frau A. zu überprüfen. Sie erfährt darüber hinaus, dass sie bei nicht ausreichender Kompensation durch Frau A. als weiterführende Maßnahme den Lagerungsplan anlegen soll, um dann intensiviert die Umsetzung einer Druck entlastenden Umlagerung durch Frau A. zu kontrollieren oder ggf. sogar die Anleitung für diese Maßnahme selbst zu übernehmen. Ein Schritt reiht sich in diesem Prozess an den vorangegangenen. Ein aufgetretenes Problem zieht immer direkt Maßnahmen zur Ursachenanalyse und zur Behebung nach sich.

Die Problemidentifikation und die möglichst rasche Problemlösung steht bei diesem Prozess im Vordergrund. Auch wird hier deutlich, dass künftig Maßnahmen zur Prophylaxe durchgeführt werden müssen, wenn das beschriebene Problem häufiger und langfristig auftritt.

Der Pflegebericht ist hier gewissermaßen auch eine Klärungshilfe bei folgenden Fragen:

- Sind die in der Pflegeplanung erstellten Maßnahmen geeignet zur Versorgung des Bewohners, zur Prophylaxe potenzieller Störungen und Probleme, zur Reduktion bestehender Probleme und damit zur Wiederherstellung eines möglichst physiologischen Zustandes oder zur Linderung von Beschwerden?
- Sind zusätzliche Probleme erkennbar, die in der Pflegeplanung bislang keine Berücksichtigung finden, auf die jedoch akut reagiert werden muss?
- Haben sich Ressourcen entwickelt, die eine Veränderung der Planung erfordern?
- Wie fühlt sich der Bewohner unter meiner Pflege? Fühlt er sich wohl und in angemessener und professioneller Weise gepflegt?
- Sieht der Bewohner die in der Pflegeplanung aufgeführten Probleme als seine Probleme an oder empfinden eher die Pflegenden eine bestimmte Verhaltensweise oder eine Störung als Problem? (In diesem Falle wird der Betroffene sich eher gegen die eingeleiteten Maßnahmen wehren).
- Kann der Betroffene die aufgestellten Ziele als seine Ziele ansehen, ist es sein Wunsch, sie zu erreichen oder stört ihn der vorhandene Zustand nicht? (Auch in diesem Falle wird er die eingeleiteten Maßnahmen ggf. ablehnen)
- Empfindet der Betroffene die eingeleiteten Maßnahmen als akzeptabel? Kann er die Durchführung selbst vornehmen, die Durchführung durch Pflegende akzeptieren oder wehrt er sich dagegen? (Vielleicht sieht er den Sinn nicht ein).
- Wird zur Pflegedurchführung hier regelmäßig mehr Zeit, als im Zeitkorridor des § 80 SGB XI angegeben, benötigt oder müssen die Maßnahmen häufiger als »normal« durchgeführt werden? (Müssen Erschwernisfaktoren in der Pflegeplanung eingearbeitet werden)

Die Eintragungen im Pflegebericht sind die Basis für den Erkenntnisprozess, der bei der Evaluation stattfinden soll. Ohne Eintragungen in kleineren Abständen wird eine prozessgeleitete, bewohnerorientierte und problem- bzw. ressourcenorientierte Überprüfung und ggf. Modifikation der Pflegeplanung nicht möglich sein.

Ohne eine kontinuierliche Pflegeberichterstattung kann die verantwortliche Pflegefachkraft keine Gesamtevaluation vornehmen. Oder anders gesagt: Wenn Einschätzungen und Empfehlungen, Fragen und Kritiken mit in die Pflegeplanung eingehen sollen, so müssen Hinweise hierzu erkennbar sein. Dieser Informationsaustausch erfolgt im Pflegebericht.

3.15 Der Pflegebericht als Möglichkeit zur Selbstvergewisserung und -reflexion

Die schriftliche Darstellung von Sachverhalten erfordert vor der Niederschrift immer eine gedankliche Überprüfung der zu dokumentierenden Handlung. Der Pflegebericht kann ähnlich wie ein Tagebuch zur Selbstüberprüfung anregen. Indem die Gedanken schriftlich niedergelegt werden müssen, wird die Pflegekraft angehalten, diese zu sammeln, zu strukturieren und hinsichtlich Wahrheit und Berechtigung zu überprüfen:

- Waren meine Beobachtungen ausreichend?
- Welche Ergebnisse gibt es?
- Waren meine Maßnahmen angemessen und wirkungsvoll?
- Wie geht es dem Bewohner? (weiteres siehe Kapitel 3.16.2)

3.15.1 Detaillierte Dokumentation stigmatisierender Begriffe

Bei mündlichen Informationsweitergaben neigen Menschen zum Teil dazu, komplexe Sachverhalte in Sammelbegriffen darzustellen. Detailliertes Wissen, über das sie verfügen, geht verloren. Der Zuhörer erfährt nur den Sammelbegriff und baut sich damit seine eigene Wahrheit und Wirklichkeit (Wirklichkeitskonstruktion). Derartige Sammelbegriffe sind in der Pflege- und Betreuungssituation gefährlich. Sie sorgen dafür, dass der Bewohner in eine »Schublade« gepackt wird; er erfährt eine bestimmte, darauf zugeschnittene Betreuung und Behandlung. Missverständnisse können hierbei auftreten. Wir gehen z. B. mit einem (scheinbar oder tatsächlich) angetrunkenen Menschen anders um als mit einem nüchtern wirkenden.

Die eigene Befindlichkeit der Pflegeperson an diesem Tag wirkt wie ein Filter. Geht es ihr gut, empfindet sie ablehnende oder fordernde Verhaltensweisen des Bewohners z. B. als weniger belastend als an den Tagen, an denen es ihr selbst schlecht geht. Ein solcher Filter führt dann, wenn keine weitere Reflektion einsetzt, zu einer Globalaussage, die die empfundene, d. h. individuelle Wirklichkeit zur tatsächlichen Wirklichkeit macht. Wenn eine Pflegeperson z. B. das laute Rufen einer Bewohnerin an diesem Morgen als belastend empfindet, stuft sie möglicherweise diese Frau als egozentrisch sein. Egozentrismus ist jedoch mehr als nur lautes Rufen. Aus einem Symptom, aus einem Anzeichen, wurde hier ein Sammelbegriff, der wie ein Stigma wirkt.

Pflegekräfte werden im Pflegebericht aufgefordert, Sammelbegriffe oder Begriffe zur Stigmatisierung genauer zu prüfen und durch detaillierte Beschreibungen der wahrgenommenen Situation nachvollziehbar zu machen.

Beispiel: »*Frau U. war heute morgen aggressiv*« (»aggressiv« ist ein Sammelbegriff, der den Bewohner stigmatisiert – ohne Beschreibung der Reaktionen und

Verhaltensmuster und des Kontexts ist eine Einschätzung der aufgetretenen Situation durch den übernehmenden Mitarbeiter kaum möglich.)
Im Pflegebericht sollte hier folgende Ergänzung vorgenommen werden: »*Frau U. schimpfte heute morgen lautstark über das Essen: »Dieser Fraß ist unzumutbar«.«*

Diese, auf die tatsächliche Situation sich begrenzende Darstellung zeigt den Ausschnitt von aggressivem Verhalten, den Frau U. an diesem Morgen zeigte. Damit wird eine Übertragung auf andere aggressive Verhaltensweisen oder die Vermutung, dass Frau U. auch nonverbal, also körperlich aggressiv war, ausgeschlossen. Die Weiterführung der Pflege wird nun lediglich den Bereich der Ernährung und hier nur den Problempunkt, dass Frau U. offensichtlich an diesem Tag nicht mit dem Essen einverstanden war, berücksichtigen müssen. Damit wird Frau U. jedoch nicht generell und nicht umfassend als aggressiv klassifiziert.

3.15.2 Überprüfung der eigenen Verhaltensweisen

Auch die eigenen Verhaltensweisen werden überprüft. Eine selbstkritische und die eigene Arbeit reflektierende Pflegekraft wird sich fragen:

- *Wie hat sich der Bewohner während meiner Pflege gefühlt (hat er sich wohl gefühlt oder gab es Aussagen oder Anzeichen von Ablehnung, Angst, Unsicherheit, Widerwillen oder anderen Reaktionen)?*
- *Habe ich geeignete Maßnahmen zur Lösung von Problemen, zur Linderung von Beschwerden durchgeführt und dies in einer geeigneten Art, in ausreichendem Umfang, in der erforderlichen Zeit, mit der geeigneten Zielsetzung und mit dem Ziel des Erhalts von Ressourcen (oder sogar deren Aufbau)?*
- *Habe ich humane, ethische, wirtschaftliche, ökologische Kriterien berücksichtigt?*
- *Habe ich im Bedarfsfall andere Mitarbeiter des interdisziplinären Teams eingeschaltet?*

> **Vor dem Eintrag in den Pflegebericht sollten Arbeit und Einstellung sowie die Einschätzung der Situation überprüft werden: »Schreibe nicht alles, was Du denkst. Schreibe nur das, was Du weißt oder was Du vor anderen vertreten kannst!«**

3.16 Forderung und Kontrollpunkt in der MDK-Anleitung zur Prüfung der Qualität

Während einer Kontrolle der Pflegedokumentation evaluiert der MDK auch den Pflegebericht. Untersucht wird er hinsichtlich der Darstellung »*wichtiger Geschehnisse, Beobachtungen, Informationen, aktueller Probleme, Verlauf, Ursachen und Begründungen für Veränderungen der Ziel- und Maßnahmenplanung, andere Hinweise«* (vgl. *MDK-Anleitung zur Überprüfung der Qualität nach X 80 SGB XI in der stationären Pflege*).

3.17 Zusammenfassung

Der Pflegebericht ist kein Instrument, das leichtfertig und mit einem Schulterzucken abgetan werden kann. Aussagen wie *»Den brauchen wir nicht ...«* – *»das ist doch alles überflüssiger Schreibkram ...«* oder: *»... da steht ohnehin nur Nichtssagendes drin, das kann man sich schenken«* zeigen auf bedenkliche Weise, dass unprofessionell und unreflektiert gearbeitet wird. Eine solche Grundhaltung sollte überprüft und geändert werden.

Die am 27. September 2002 zunächst nicht vom Bundesrat genehmigte Prüfhilfe zur Erteilung der so genannten LQN (Leistungs-Qualitätsnachweise) nimmt noch differenziertere Evaluationskriterien für den Pflegebericht vor. Dort heißt es: *»Pflegebericht:*

- *wichtige Geschehnisse und Beobachtungen*
- *aktuelle pflegerisch bedeutsame Probleme*
- *Verlauf*
- *Ursachen und Begründung für Veränderungen der Ziel- und Maßnahmenplanung*
- *Aussagen hinsichtlich« /... /*
- *»/.../der Erhaltung vorhandener Selbstversorgungsfähigkeiten und Reaktivierung solcher, die verlorengegangen sind,*
- *der Erhaltung und Verbesserung der Kommunikationsfähigkeit,*
- *der Unterstützung der allgemeinen Orientierungsfähigkeit, (vgl. 3.3.2 Gemeinsame Grundsätze und Maßstäbe nach § 80 SGB XI vollstationäre Pflege, teilstationäre Pflege, Kurzzeitpflege)*
- *ggf. zum Aufbau von Ängsten, der Überwindung von Antriebsschwächen sowie der Bewältigung von Überreaktionen,« (vgl. 3.3.2 Gemeinsame Grundsätze und Maßstäbe nach § 80 SGB XI teilstationäre Pflege, Kurzzeitpflege)*
- *der Bewältigung von Krisensituationen der Ermöglichung der Teilhabe am sozialen Umfeld und der Wahl- und Mitspracherechte sowie dem Grad der Zufriedenheit des Bewohners.« (vgl. 3.3.2 Gemeinsame Grundsätze und Maßstäbe nach § 80 SGB XI vollstationäre Pflege*
- *ggf. besondere Hinweise wie z. B. über freiheitseinschränkende Maßnahmen, soziale Kriseninterventionen«* (Prüfhilfe zur Durchführung von Qualitätsprüfungen und Prüfungen zur Erteilung von Leistungs- und Qualitätsnachweisen nach der Pflege-Prüfverordnung)

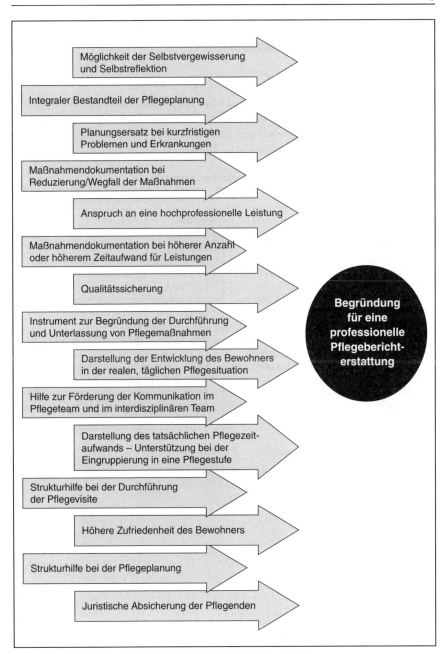

Abb. 11: Begründungen für eine professionelle Pflegeberichterstattung.

4. Der Unterschied zwischen mündlicher und schriftlicher Berichterstattung

Generell können Informationen natürlich auf mündlichem **und** auf schriftlichem Wege vermittelt werden. Diese beiden Formen werden immer auch parallel den Pflegealltag bestimmen. Dennoch gibt es Unterschiede zwischen der schriftlichen und mündlichen Berichterstattung (siehe Tabelle 2).

Tabelle 2: Mündliche und schriftliche Berichterstattung.

Mündliche Berichterstattung	Schriftliche Berichterstattung
Vorteile: • Pflegende haben wenig Probleme mit der Informationsformulierung und -weitergabe. • Die Informationen können schnell und ohne Vorbereitungen (wie etwa Einloggen in den Computer oder Aufschlagen des Pflegeberichts) weitergegeben werden. • Informationen können nur bestimmten, einzelnen Personen gezielt mitgeteilt werden (wenn diese nur für sie bestimmt sind). • Informationen besitzen einen Bedeutungsgewinn, weil der Informierende auswählen kann, an wen er sie weitergibt.	**Vorteile:** • Aufgeschriebene Informationen sind allen zugängig. • Informationen werden vor der Niederschrift ausgewählt, sortiert und bewusst formuliert. • Informationen können jederzeit nachgelesen und Sachverhalte damit bewiesen werden. • Informationen gehen nicht verloren. • Es kommt zu keiner Bevorzugung/zu keinem Ausschluss einzelner Pflegender aus der Informationsverteilung. • Durch Anknüpfen an die vorangehende Eintragungen wird ein Prozessgeschehen erkennbar.

Da der Pflegebericht ein Bestandteil des Pflegeprozesses ist, kann über die Notwendigkeit heute ohnehin nicht mehr diskutiert werden.

5. Wie wird der Pflegebericht geschrieben?

Eintragungen im Pflegebericht zeigen immer den persönlichen Stil des Schreibenden. Die Technik des Schreibstils, Wortwahl und Schwerpunkte des Berichts sind immer abhängig von der individuellen Sozialisation, d. h. vom Einfluss der Familie, von Freunden und Bekannten, von der Einwirkung durch Schule und Berufsausbildung, von der kulturellen und religiösen Prägung sowie von der Prägung durch den beruflichen Werdegang der betreffenden Pflegekraft.

5.1 Stil

Allgemein lassen sich zwei Arten von Textverfassung und -darstellung unterscheiden:

1. **Fließtext:** Hierbei handelt es sich um eine textliche Darstellung in kompletten Sätzen, ähnlich wie in einem Aufsatz. Dem Schreibenden kommt es darauf an, Sachverhalte vollständig und richtig darzustellen und dem Lesen keine Chance der freien Interpretation zu lassen.
   Beispiel: *»Frau U. Hatte heute gegen 13.00 Uhr starke Schmerzen im linken Knie. Dr. N. N. hat 30 Tropfen Novalgin® angeordnet, die Frau U. bei Schmerzen als Bedarfsmedikation erhalten soll. Wenn die Schmerzen wieder schlimmer werden, bitte erneut Dr. N. N. anrufen!«*
   Derartige »Ausformulierungen« erfordern jedoch von vielen Pflegenden eine echte Anstrengung. Insbesondere nicht examinierte Pflegende und Mitarbeiter, die nicht im deutschsprachigen Raum aufwuchsen, klagen darüber, dass sie vor dem Bericht sitzen und darüber nachgrübeln, wie sie etwas formulieren sollen. Nicht selten verwerfen sie den begonnenen Satz noch eher er fertig ist und beginnen mit der Formulierung von Neuem. So sitzen sie relativ lange vor dem Pflegebericht und dies ohne den angestrebten Erfolg.

2. **Berichte im Telegrammstil:** Hierbei werden nur Satzbruchstücke notiert. Diese sollen ohne schmückendes Beiwerk die Kerninformation wiedergeben. Die formulierende Pflegekraft kann hier in einfacher Form und ohne Formulierungsschwierigkeiten dokumentieren.
   Beispiel: *»Schmerzen im linken Knie, Visite Dr. N. N., Anordnung: 20 Tr. Novalgin® bei Schmerzen im Knie, bei Verschlimmerung erneuter Anruf bei Dr. N. N.«*
   Der Vorteil einer solchen Telegramm-Dokumentation liegt in der schnellen Auffindbarkeit von Daten und Informationen. Zudem ist ein längerer Verlaufszeitraum pro Berichtsblatt oder pro EDV-Bildschirmseite erkennbar. Das erspart langes Blättern. Der Nachteil besteht darin, dass für den Leser manchmal kom-

plexere Zusammenhänge nicht eindeutig nachvollziehbar sind und er sich die fehlenden Bruchstücke »zusammenreimen« muss. Der Schreiber sollte sich daher vor dem Eintrag immer fragen: »Welche Informationen soll der Leser erhalten?« und »Kann er meinen Eintrag verstehen und nachvollziehen?«

5.2 Abkürzungen

Abkürzungen dienen der Verkürzung komplexer Begriffe und damit einer schnelleren Lesbarkeit. Die Abkürzung steht hierbei gewissermaßen für die vollständige Information, kann aber sehr viel schneller geschrieben werden. Der Leser muss aus dieser Information den komplexen Sachverhalt dann wieder gedanklich zusammenstellen.

Beispiel: Der Schreiber möchte den Begriff »Herzinfarkt im Hinterwandbereich des Herzens« verwenden. Abgekürzt würde er »HWI« (Hinterwandinfarkt) notieren. In der Medizin und Pflege werden immer häufiger und immer mehr Abkürzungen als Verschlüsselungen für Begriffe oder Sachverhalte benutzt. Nachteilig wird der Einsatz dieser Abkürzungen, wenn der Leser diese nicht kennt und damit keine Dekodierung vornehmen kann oder wenn eine Abkürzung in verschiedenen Kontexten und damit in verschiedenen Bedeutungszusammenhängen benutzt werden kann.

Hierzu eine kleine Geschichte: Ein Arzt nimmt einen Patienten in der Notaufnahme auf, den er selbst vor einer Woche entlassen hatte (wie er selbst an seiner eigenen Unterschrift im vorliegenden Arztbericht erkennen konnte). Er liest seinen Brief, stellt dort als Diagnoseverschlüsselung HWI fest und fragt dann den Patienten: *»Ich sehe, Sie sind von mir in der vergangenen Woche entlassen worden. Waren Sie hier wegen eines Hinterwandinfarkts oder wegen einesHarnwegsinfekts?«* Hier lässt sich erkennen, dass Abkürzungen auch ihre Tücken haben.

5.3 Fachbegriffe

Jeder Beruf hat seine eigene Fachsprache. Sie ermöglicht es den Fachleuten, sich in einem hochprofessionellen Raum zu verständigen und komplexe Sachverhalte kurz und präzise darzustellen. So hat sich die Fachsprache als Kommunikationsmittel innerhalb einer Gruppe von fachspezifisch arbeitenden Menschen entwickelt. Der Vorteil der schnellen und professionellen Kommunikation über diese Begriffe und Fachtermini ist mit dem Nachteil verbunden, dass diejenigen, die nicht dieser Fachgruppe angehören, diese Fachsprache häufig nicht verstehen können.

Ein Beispiel ist die Aufzählung der Erschwernisfaktoren in der Begutachtungs-richtlinie. Dort wird als ein Faktor, der die Pflege erschwert aufgeführt: »*Einge-schränkte Belastbarkeit infolge schwerer kardiopulmonaler Dekompensation mit Orthopnoe, ausgeprägter peripherer und zentraler Zyanose und Ödemen.*« Eine allgemeine, nicht fachliche Formulierung wie »*Einschränkungen der Belastbar-keit durch eine massive Herz- und Lungenschwäche mit Blaufärbung der Lippen und Nägel und mit Gewebswasseransammlungen (z. B. in den Beinen)*« wäre hier sicherlich verständlicher. In stationären Einrichtungen der Altenpflege arbeiten derzeit im Durchschnitt bis zu 50 % Menschen, die über keine Ausbildung in der Alten- oder Krankenpflege verfügen. Diesen Menschen sind Fachbegriffe oft nicht zugänglich. Sie werden somit aus dem Verstehen, Kommunizieren und Berück-sichtigen dieser Faktoren ausgeschlossen. So kann sich ein Team in zwei Gruppen aufspalten.

Fazit: Im Pflegebericht können Fachtermini verwendet werden. Handelt es sich bei der schriftlichen Information um wichtige Bereiche, die für alle Mitglieder des Pflegeteams wichtig sind, sollte stets überprüft werden, ob die Bedeutungsklärung in einer Klammer sinnvoll wäre. Im anderen Fall kann es auch sinnvoll sein, die häufigsten Fachbegriffe in einer Liste, einem Glossar, aufzunehmen und dieses allen Mitarbeitern zugänglich zu machen.

5.4 Diagnosen, pflegebegründende Diagnosen, Pflegediagnosen

Unter einer Diagnose wird die Feststellung einer Situation, eines Zustandes oder einer Tatsache verstanden. Bei der **ärztlichen Diagnose** handelt es sich um die Feststellung und Benennung einer Erkrankung. Die Diagnose stellt hierbei den Überbegriff für eine Vielzahl vorhandener Symptome dar. Ähnlich wie ein Fach-begriff dient die Diagnose der schnellen Verständigung über komplexe, fachliche Zusammenhänge. Pflegende dürfen keine Diagnosen stellen. Im Pflegebericht ist es daher sinnvoll, nur die beobachteten Symptome zu beschreiben.

Beispiel: Statt »Soorinfektion der Mundschleimhaut« (was eine ärztliche Diag-nose wäre) soll im Pflegebericht eine Problem- und Zustandsbeschreibung vorge-nommen werden: »*Geschwollene Mundschleimhaut, fest haftende Beläge auf der Zunge und in den Wangentaschen. Frau Z. klagt über einen pelzigen Geschmack.*« Eine solche Zustandsbeschreibung hat zudem den Vorteil, dass nun individuell Pflegemaßnahmen für diesen Betroffenen geplant und durchgeführt werden kön-nen. Nicht bei jedem Menschen verursacht eine bestimmte Erkrankung die glei-chen Symptome. Daher ist auch die problembezogene Pflege individuell zu pla-nen. Im Pflegebericht ist es wichtig, die erkannten Probleme und die krankhaften oder veränderten Zustände zu beschreiben, damit der Arzt die (die medizinisch-ärztliche) Diagnose stellen kann.

Aus der Formulierung der Kennzeichen einer Veränderung heraus ist der Arzt zu informieren. Dieser soll die von ihm gestellte Diagnose angeben und zum nächstmöglichen Zeitpunkt in der Dokumentation eintragen. So können in der Pflege darauf eingegangen und potenzielle Pflegeprobleme (jetzt nicht vorhandene, aber möglicherweise in Zukunft aufgrund der bestehenden Erkrankung wahrscheinlich auftretende Veränderungen) überprüft und ggf. entsprechende prophylaktische Maßnahmen geplant werden.

Die Pflegenden dokumentieren die Anzeichen und Auswirkungen von Veränderungen, der Arzt stellt die medizinische Diagnose!

Eine **pflegebegründende Diagnose** wird aus einer medizinischen Diagnose abgeleitet. Hierbei kann die Frage hilfreich sein: »*Führt diese Diagnose bei diesem Menschen zu einem Pflegebedarf?*« oder anders gefragt: »*Entstehen durch diese Erkrankung (Diagnose) bei diesem jeweiligen Menschen Pflegeprobleme, die ein Eingreifen durch Pflegende erfordern?*«

Pflegebegründende Diagnose heißt demnach nichts anderes als »**Diagnose, die eine Pflege begründet**«. Bei der Planung werden daher die bestehenden, also bekannten Diagnosen im Bereich der einzelnen AEDL/ATL überprüft: »*Führt diese Erkrankung in dieser AEDL zu Einschränkungen oder Problemen, die das Eingreifen durch Pflegende erfordert?*«

Als dritte Form gibt es die **Pflegediagnose**. Hierbei handelt es sich um die Feststellung einer Auswirkung einer Erkrankung bei einem Menschen, jedoch nicht um die Nennung der medizinisch festgelegten Erkrankung, sondern um die Beschreibung des Erlebens des Betroffenen auf diese Krankheit. Die Frage lautet daher: »*Welche Auswirkungen auf die einzelnen AEDL hat die Erkrankung? Wie erlebt der Betroffene seine Situation?*«

Der Unterschied der pflegebegründenden Diagnose zur Pflegediagnose besteht darin, dass im ersten Fall die Bezeichnung immer noch auf der medizinisch definierten Erkrankung liegt.

Beispiel:
Pflegebegründende Diagnose: »*Durch den Diabetes mellitus kommt es bei Frau K. zu ...*«
Bei der Pflegediagnose wird die medizinische Diagnose nicht genannt. Beispiel: »Aktivitätstoleranz«, »Chronisch geringes Selbstwertgefühl«, »Wahrnehmungsstörung, auditive« (*Moorhouse* et al 2002:94 ff.)

Pflegediagnosen stellen eine vereinheitliche Form der Beschreibung vorliegender (daher auch vom Bewohner ausgehender) Auswirkungen einer Krankheit dar. Sie benennen die Probleme, die beim Bewohner durch eine Krankheit oder durch ein medizinisches Phänomen zustande kommen.

Beispiele:
- Ein liegender Blasenkatheter ist kein Problem; wohl aber die dadurch bedingte Infektionsgefahr oder die Befindlichkeitsstörung des Betroffenen.
- Eine Immobilität ist kein Problem, wohl aber die daraus resultierende Dekubitusgefährdung; die Pneumoniegefährdung; die Gefahr, sozial zu vereinsamen durch Einschränkungen der Kontaktmöglichkeiten; eine vom Betroffenen wahrgenommene Einschränkung der Lebensqualität.

Pflegediagnosen sollen die Kommunikation verbessern und in Zukunft eine anerkannte Berechnung des Pflegeaufwands bei Vorliegen einer bestimmten Pflegediagnose ermöglichen.

5.5 Erschwernisfaktoren

Erschwernisfaktoren sind Faktoren, die dazu führen, dass eine Pflegemaßnahme **häufiger als im Durchschnitt** bei anderen Menschen durchgeführt werden muss oder dass die **Durchführung einer bestimmten Maßnahme länger dauert**. Sie erschweren damit gewissermaßen die Pflege. In den Begutachtungsrichtlinien sind allgemein gültige Erschwernisfaktoren festgelegt (siehe Erschwernisfaktoren, im Anhang).

Darüber hinaus gibt es eine Anzahl von Ursachen, die individuell als Erschwernisfaktoren wirken können. Der Pflegebericht stellt hier das ideale Forum dar, um solche erschwerenden Faktoren zu dokumentieren.

Immer, wenn in der Beobachtung des Bewohners während der Durchführung einer Pflegehandlung, bei der anschließenden Reflektion oder bei der Planung von Maßnahmen erkennbar wird, dass sich die Häufigkeit oder Dauer der Maßnahme von der Norm unterscheidet, ist dies im Pflegebericht zu vermerken. Hierdurch wird das prozesshafte Geschen erkennbar, denn der Pflegende reagiert ja auf eine veränderte Problemlage oder auf ein aktuell aufgetretenes Bedürfnis des Betroffenen. Auch lässt sich somit erkennen, dass die im SGB XI § 80 aufgeführte Durchschnittszeit oder -häufigkeit pro Tag bei diesem Bewohner, also im vorliegenden individuellen Fall nicht ausreicht.

Der MDK-Gutachter muss bei der Bemessung der Pflegebedürftigkeitsstufe den jeweils individuellen Pflegezeitbedarf bemessen. Dies kann er jedoch nur, wenn hinreichende Informationen zur bestehenden, individuellen Situation bestehen. Einerseits wird die spezielle Problemlage in der Pflegeplanung (entweder in der Problembeschreibung oder in der Maßnahmenplanung mit Begründung) dokumentiert, sozusagen als geplanter, vorzeigbarer Mehraufwand. Im Pflegebericht muss dann der Nachweis für das aktuelle Pflegegeschehen und damit die Rechtfertigung erfolgen.

Beispiel Pflegeplanung: *»Frau K. kann sich nicht selbstständig waschen, weil sie osteoporosebedingt unter starken Einschränkungen der Beweglichkeit leidet. Starke Schmerzen erschweren die Durchführung der Körperpflege durch die Pflegekräfte. Vorsichtiger, zeitaufwändiger Ablauf erforderlich, zeitweise sind kleine Pausen zwischen einzelnen Handlungen nötig.«*

In der Pflegeplanung wird differenziert die »erschwerte« Situation und der daraus abzuleitende Mehraufwand beschrieben.

Beispiel Pflegebericht: *»Heute hatte Frau K. wieder sehr starke Schmerzen. Die Körperpflege konnte nur sehr langsam und mit mehreren Pausen durchgeführt werden. Zeitaufwand insgesamt 45 Minuten.«*

Im Pflegebericht wird der tatsächlich aktuell vorhandene Zeitaufwand und die zugrundeliegende Ursache (evtl. Erschwernisfaktor) beschrieben.

5.6 Erkennbare Signatur

Eintragungen im Pflegebericht sollten immer genaue Angaben enthalten, um im Bedarfsfall zu einem späteren Zeitpunkt Möglichkeiten der Rückverfolgbarkeit zu haben und um den juristischen Anforderungen zu genügen.

Der Pflegebericht wird immer mit folgenden Angaben versehen:
- **Datum und Uhrzeit:** Um den prozesshaften Verlauf und das Auftreten bestimmter Probleme, Veränderungen, den Zeitpunkt eingeleiteter Maßnahmen, Empfehlungen an die nächste Schicht, Informationen an andere Berufsgruppen etc. erkennen zu können, wird jeder Eintrag mit Angabe des Datums und der Uhrzeit vorgenommen. Während das Datum lediglich den betreffenden Tag angibt, kann anhand der Uhrzeit erkannt werden, ob der Eintrag im Frühdienst, im Spätdienst oder in der Nacht vorgenommen wurde. Auch lassen sich zeitli-

che Abstände zwischen vorkommenden Ereignissen oder eingeleiteten Maßnahmen erkennen. Im Pflegebericht sind daher **folgende Forderungen** zu berücksichtigen: Nach einer problemaufzeigenden Eintragung sollten weitere beschreibende oder maßnahmeneinleitende Eintragungen in kürzeren Abständen erfolgen (um aufzuzeigen, dass schnell etwas unternommen wurde); bei besonderen Vorkommnissen ist das Ereignis über mindestens zwei Tage weiter zu beobachten und zu dokumentieren. (weiteres siehe Kapitel 11.3 und 11.4).

* Das **Handzeichen** zeigt, wer eine Leistung oder Beobachtung durchgeführt hat. Es ist somit für die Zuordnung zwischen Leistung und durchführender Pflegekraft wichtig. Der abzeichnende Pflegende übernimmt mit seinem Handzeichen gleichermaßen die Verantwortung für eine fachgerechte, professionelle Durchführung der Maßnahme. Ihm wird die Durchführungsverantwortung angelastet, sollte es zu einer juristischen Unklarheit kommen. Die Dokumentation einer durch andere Pflegende durchgeführten Leistungen ist daher in jedem Fall als problematisch anzusehen, da im Klagefall nicht derjenige zur Verantwortung gezogen wird, der die Leistung durchgeführt hat, sondern der dokumentierende Pflegende.

5.7 Farbsignale

Es kann sinnvoll sein, die Einträge der verschiedenen Schichten in verschiedenen Farben vorzunehmen. So lässt sich allein optisch erkennen (ohne die Uhrzeiten zu lesen), in welcher Schicht was, wie oft, in welcher Art oder wodurch aufgetreten ist. Insbesondere für die Berechnung der Pflegestufe III ist ein nachvollziehbarer nächtlicher Pflegezeitaufwand erforderlich. Dieser könnte bei farblicher Darstellung der Einträge der Nacht-Pflegenden schnell und unproblematisch ersichtlich sein.

Die Mitarbeiter des Frühdienstes könnte z. B. in blauer, die des Spätdienstes in grüner, die des Nachtdienstes in roter Farbe dokumentieren.

5.8 Markierung von Besonderheiten

In einigen Einrichtungen werden Besonderheiten zudem mit einem Textmarker kenntlich gemacht. So lassen sie sich schnell visualisieren.

Als **Besonderheiten** seien hier exemplarisch genannt:
* Abweichungen der Vitalwerte,
* gefährliche Situationen wie Stürze, Blut im Urin, Schmerzen, Durchfall, Fieber, Erbrechen,
* MDK-Kontrollen und ihr wahrscheinliches Ergebnis,
* Eintreffen des MDK-Gutachtens.

Weitere Faktoren können je nach individueller Problemlage wichtig sein und werden dann ebenfalls markiert.

5.9 Klärende Fragen vor der Niederschrift

Nichts ist sinnloser, als Berichte zu schreiben, die derart vielen, unsinnigen und unbrauchbaren Ballast enthalten, dass sie bald keiner mehr lesen mag. Damit dies nicht passiert, sollte sich der Eintragende kurz vor der Eintragung gedanklich sammeln und sich die folgenden Fragen selbst beantworten.

5.9.1 Was will ich schreiben? Was ist mir wichtig? Was ist für die übrigen Pflegenden wichtig?

Nicht alles ist wichtig. Im Pflegealltag besteht die Gefahr, durch unkoordinierte und nicht geplante Maßnahmen und Abläufe eine Vielzahl von Informationen in »verquirlter« Form, durchmischt von mehreren Bewohnern zu erhalten. Wenn dann nicht zeitnah dokumentiert wird, ist so mancher Pflegende kurz vor der Übergabe nicht mehr in der Lage, Wichtiges von Unwichtigem zu unterscheiden. Er ist erschöpft von der aufreibenden Arbeit und hat vielleicht Probleme, sich zu konzentrieren, seine Gedanken zu sortieren. Um nicht ausführliche und nichtssagende Berichte zu erstellen, sind Gedanken zur Vorstrukturierung wichtig (siehe Abbildung 12).

Klärende Fragen vor der Niederschrift einer Berichteintragung

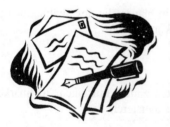

- Was will ich schreiben?
- Was ist mir wichtig?
- Was ist für die übrigen Pflegenden wichtig?
- An wen richtet sich die Eintragung?
- Wie soll ich schreiben, damit der Leser mich versteht?
- Wie ausführlich muss ich schreiben, damit mein Bericht verständlich ist?
- Welche Absichten verfolge ich mit der Eintragung? Was ist mein Ziel?

Abb. 12: Klärende Fragen vor der Niederschrift einer Berichteintragung.

5.9.2 An wen richtet sich meine Eintragung?

In erster Linie richtet sich der Pflegebericht an alle Mitarbeiter, die mit der Pflege und Versorgung des betroffenen Bewohners beauftragt sind, d. h. an professionelle und nicht examinierte Mitarbeiter gleichermaßen. Insbesondere examinierte Pflegende sollten ständig die Notwendigkeit berücksichtigen, dass auch die nicht examinierten Pflegekräfte die geschriebenen Eintragungen lesen können müssen. Werden Fachausdrücke verwendet oder komplexe Prozesse beschrieben, die ein professionelles Fachwissen erfordern, ist der Inhalt für einen Pflegenden ohne entsprechendes Hintergrundwissen nicht verstehbar. Auch Auszubildende wären von diesem Informationsausschluss betroffen. Eintragungen, die das ganze Pflegeteam betreffen, müssen daher in verständlicher Sprache und ggf. mit erklärenden Hintergrundinformationen in Klammern bei Verwendung von Fachausdrücken geschrieben werden (siehe hierzu auch Kapitel 5.2 und 5.3).

5.9.3 Wie soll ich schreiben, damit der »Leser« meinen Bericht versteht?

Der Bericht soll für alle verständlich sein. Dieses Ziel kann erreicht werden, wenn folgende Empfehlungen berücksichtigt werden:
- Verwendung von Fachsprache, wenn erforderlich (aber mit Erklärung).
- Kurze Sätze, vielleicht sogar Telegrammstil.
- Präzise Formulierung, Vermeidung ausschmückender, blumiger Schilderungen.
- Bezugnahme auf vorangehende Eintragungen.
- Darstellung der W-Fragen, Problemformulierung (was ist wann, wie, wo, in welcher Weise, wodurch, wie lange, durch wen passiert?).
- Logische Konsequenzen auf Problemschilderungen sichtbar machen.
- Subjektive Äußerungen als solche kennzeichnen (angeben, wessen Meinung die Eintragung darstellt).

5.9.4 Wie ausführlich muss ich schreiben, damit mein Bericht verständlich ist?

Hierzu gibt es keine Regel. Der Bericht sollte so lang und umfangreich wie nötig, aber so kurz wie möglich sein. Es soll also alles Wichtige und Notwendige dokumentiert werden; lange Romane sind jedoch nicht erwünscht.

5.9.5 Welche Absichten verfolge ich mit der Eintragung? Was ist mein Ziel?

Damit nicht endlos lange Berichte entstehen, sollte der Schreiber sich selbst fragen: »*Was will ich mit dieser Eintragung erreichen? Ist die Information wichtig für die anderen Pflegenden oder ist sie eher belanglos?*« Geprägt wird diese Frage auch durch das vorhandene Pflegeleitbild oder die zugrundeliegende Vorstellung zum Pflegemodell. Pflegende, die durch ein humanistisches, bedürfnisorientiertes und aktivitätsförderndes Pflegemodell in ihrem Denken und Tun geleitet werden, werden eher Einträge zu Veränderungen im Bereich der Probleme, Ressourcen und Verhaltensweisen des Betroffenen vornehmen, um den Pflegeprozess zu ermöglichen und eine bewohnerorientierte Pflege für da gesamte Team zu ermöglichen.

Folgende Fragen können hilfreich sein:
* *Was muss ich als Konsequenz auf die letzte Eintragung im Pflegebericht vermerken?*
* *Was hat sich in meinem heutigen Pflegezeitraum ergeben, was für die übernehmenden Pflegenden wichtig ist?*
* *Welche Maßnahmen sollen weitergeführt werden, die von mir heute eingeleitet wurden?*

Der Pflegende muss für diese Eintragung nahezu sein Ziel, das er durch das eigene pflegerische Handeln und durch das Handeln des gesamten Teams erreichen will, voraussehen. Pflegerisches Handeln darf hierbei nicht nur reaktiv, sozusagen nicht ausschließlich bei bereits aufgetretenen Problemen erfolgen, sondern sollte aktiv steuernd, auf die Zukunft und auf die dort zu erwartenden Ergebnisse ausgerichtet sein. Prävention hat hierbei einen hohen Stellenwert. Es ist sinnvoll, Maßnahmen zur Vermeidung und Verhinderung von Problemen sowie solche zur Erhaltung, Förderung und Wiederherstellung von Ressourcen durchzuführen, und nicht zu warten, bis ein unerwünschter Zustand eingetreten ist (das Kind sozusagen schon in den Brunnen gefallen ist).

6. Wer schreibt den Pflegebericht?

6.1 Zuständigkeiten oder Verantwortungsbereiche

Immer wieder gibt es in Einrichtungen Diskussionen über die Frage: »*Wer soll was in den Pflegebericht eintragen?*«

Prinzipiell trägt jeder seine eigenen Beobachtungen und Informationen in den Pflegebericht ein. Bei jeder Informationsweitergabe an einen anderen Pflegenden können Interpretationsfehler, Informationsverluste oder Übertreibungen auftreten. Diese sind in jedem Fall zu vermeiden.

Auch wird durch das Handzeichen des Dokumentierenden eine Zuschreibung der Eintragung zum Eintragenden vorgenommen. Bei Unterlassungen von wichtigen Maßnahmen, z. B. bei auftretenden Zwischenfällen oder bei gefährlichen besonderen Vorkommnissen, wird im Fall einer juristischen Frage, der Eintragende (mit dem Handzeichen kenntlich gemachte) Pflegende zur klärenden Frage oder sogar zur Verantwortung herangezogen.

Aus diesem Grund sollte eine Eintragung für einen anderen Pflegenden allenfalls in der Form vorgenommen werden: »*Nach Aussage von Schwester/Frau/Herrn N. N. zeigte sich am Nachmittag bei Bewohner Z. folgendes Bild: ...*« Hier wird deutlich, dass die Eintragung durch einen anderen Mitarbeiter als durch den Beobachter oder Ausführenden vorgenommen wurde. Solche Einträge sollten allerdings nur in Ausnahmefällen erfolgen. Jeder an der Pflege Beteiligte trägt demnach seine Informationen möglichst selbst ein.

6.2 Examinierte Pflegefachkraft

Da examinierte Mitarbeiter für die Durchführung bestimmter behandlungspflegerischer Maßnahmen verantwortlich sind, dürfen in Pflegeberichten keine Einträge erfolgen, die aufzeigen, dass derartige Maßnahmen durch nicht qualifizierte Mitarbeiter vorgenommen werden. Beschreibungen von PEG-Einstichstellen, SPBK-Eintrittstellen, Wundbeschreibungen, differenzierte Beschreibungen von Schmerzen etc. erfordern in kürzeren Abständen Kontrollen durch examinierte Pflegende. Der examinierte Mitarbeiter ist auch für die prozesshafte Darstellung und die Verlaufsdokumentation im Pflegebericht verantwortlich. Ohne eine entsprechende Ausbildung verfügen die übrigen Mitarbeiter nicht über entsprechendes Wissen.

Treten unvorhersehbare Zwischenfälle und Probleme auf, ist die examinierte Pflegekraft gefordert. Die Inhalte einer differenzierten Pflegeberichterstattung sind in Kapitel 11.4 näher beschrieben. Die examinierte Pflegefachkraft muss den Gesamtüberblick im Pflegebericht überprüfen und ggf. ergänzende Eintragungen einfügen, die den prozesshaften Verlauf kenntlich und nachvollziehbar machen.

6.3 Durchführende Pflegefachkraft

Unter »durchführender Pflegekraft« ist die Pflegekraft zu verstehen, die eine bestimmte Maßnahme durchführt. Unabhängig von ihrer Profession wird sie bei der Durchführung von Maßnahmen den Bewohner beobachten. Der nicht examinierte Mitarbeiter beobachtet unter einer anderen »Folie«, gewissermaßen mit einem anderen Blick. Hierbei ist jedoch zu berücksichtigen und teilweise auch zu hinterfragen, ob ein nicht qualifizierter Mitarbeiter die erforderlichen Kenntnisse besitzt, um Maßnahmen der professionellen Kranken- oder Problembeobachtung durchzuführen. Bei schwer wiegenden Zuständen muss daher ein examinierter Mitarbeiter ebenfalls den Zustand des Betroffenen evaluieren. Zu diskutieren ist, ob Maßnahmen zur Schulung der Beobachtungsfähigkeit nicht examinierter Mitarbeiter sinnvoll und angemessen sind, um die derzeit defizitäre Personalsituation zu kompensieren.

Der Pflegende, der eine Maßnahme durchführt, muss anschließend im Pflegebericht dokumentieren!

6.4 Beauftragte Pflegekraft

Die beauftragte Pflegekraft ist prinzipiell diejenige, die durch mündliche oder schriftliche Aufträge im Pflegebericht eine Maßnahme oder Beobachtung ausführt. Hierbei kann es sich um eine examinierte oder um eine nicht examinierte Pflegekraft handeln. Generell gilt auch hier wieder der Grundsatz: Wer eine Maßnahme durchführt, dokumentiert die Beobachtungen im Pflegebericht (nicht die Durchführung der Maßnahme, da diese bereits in den Leistungsnachweisen dokumentiert wurde!)

6.5 Pflegehilfskräfte (nicht examinierte Mitarbeiter)

Jeder Pflegemitarbeiter, der über keine anerkannte Ausbildung mit entsprechendem Abschluss verfügt, der ein Praktikum oder eine ehrenamtliche Unterstützungsleistung einbringt, dokumentiert seine Beobachtungen selbst im Pflegebericht. Jede Beobachtung ist hier gleichermaßen wichtig. Mitarbeiter ohne Examen haben hier einen gleich hohen Stellenwert wie diejenigen mit qualifiziertem Abschlussexamen.

Von Vorteil kann es sein, dass diese Mitarbeiter häufig mit einem anderen Blick beobachten. Allein durch die grundlegenden menschlichen Beobachtungskriterien geleitet, sehen sie zuweilen andere Merkmale als der examinierte Mitarbeiter, der ständig unter einer professionellen »Beobachtungs-Folie« Krankheiten, dadurch bedingte Probleme, nicht erfüllte Bedürfnisse und anderes beobachtet. Erst das Team in seiner Gesamtheit erbringt ein vollständiges Bild des Bewohners. Die einzelnen Puzzle-Steine werden zusammengetragen. Jedes Teil ist gleichermaßen wichtig, wenn das Ganze entstehen soll.

6.6 Mitglieder des interdisziplinären Teams

Mitglieder des interdisziplinären Teams wie etwa eine behandelnde Krankengymnastin oder eine Ergotherapeutin tragen ihre Beobachtungen und Bewertungen ein. Die Mitarbeiter anderer, an die Pflege angrenzender Berufe, wie Hauswirtschaftskräfte oder Servicepersonal, sollten ihre Beobachtungen an die Pflegekräfte weitergeben, damit diese sie in den Pflegebericht eingeben. (Zuständigkeiten sind einrichtungsspezifisch festzulegen. Die Schweigepflicht ist hierbei zu berücksichtigen).

Jeder Mitarbeiter sieht und beobachtet den Bewohner aus seiner individuellen Perspektive. Es ist z. B. für Pflegende wichtig zu wissen, ob ein Bewohner durch die Krankengymnastik Fortschritte in seinem Bewegungsvermögen macht oder ob er seinen Teller stets, ohne die Speisen zu berühren, wieder abräumen lässt.

Die Informationen aller Berufsgruppen müssen als wichtig angesehen werden. Die Aufsplitterung der Gesamtversorgungsleistung in verschiedene Versorgungsgruppen hat leider dazu geführt, dass kein Mitarbeiter den Bewohner mit allen seinen Bedürfnissen über 24 Stunden mehr im Blick hat. Der Pflegebericht ist hier das Instrument, in dem alle Berufsgruppen und alle Leistungsbeobachtungen zusammengeführt werden. Pflegende sollten daher die angrenzenden Berufsgruppen auffordern, ihre Beobachtungen einzutragen oder entsprechende Informationen wenigstens an die Pflegenden weiter zu geben, wenn z. B. keine Ermächtigung besteht, in den Pflegebericht einzutragen (z. B. bei EDV-Systemen).

7. Wann sollte der Pflegebericht geschrieben werden?

Diese Frage ist in vielen Einrichtungen nicht geklärt. Das Handeln der Pflegenden wird in diesem Bereich dem Zufall überlassen. Leicht lässt sich jedoch erkennen, dass es bestimmte, erkennbare Konsequenzen bei den einzelnen Modalitäten gibt. Daher sollten klare Anweisungen zur Verfahrensweise bestehen. Im Folgenden werden die einzelnen Möglichkeiten mit ihren Konsequenzen aufgezeigt.

7.1 Zeitnahe Dokumentation

Unter einer zeitnahen Dokumentation wird die Berichterstattung unmittelbar, d. h. sofort nach der Maßnahme oder nach der Beobachtung oder wenigstens mit einem nur »kurzen« Zeitabstand verstanden. Was ein kurzer Zeitabstand ist oder wie lange dieser dauern darf – hierüber gibt es keine verbindlichen Aussagen, es handelt sich um eine sehr subjektive Angabe. In der Praxis lässt sich erkennen, dass je länger der Zeitabstand zwischen dem dokumentationspflichtigen Ereignis und der Eintragung ist und je mehr Bewohner zu versorgen sind, desto größer und schwer wiegender sind die Lücken und Defizite im Pflegebericht.

Sinnvoll ist daher die Dokumentation im Pflegebericht **direkt nach der Versorgung** eines Bewohners. Alle anderen Empfehlungen sind mit einem hohen Informationsverlust verbunden. Um diese Empfehlung erfüllen zu können, sollte die Dokumentation mit zum Bewohner genommen werden. So kann der versorgende Pflegemitarbeiter vor dem Beginn der Pflege, den Eintrag in der vergangenen Schicht im Pflegebericht einsehen und erkennen, ob eine Modifikation der Pflege sinnvoll ist. Bei Einsatz von EDV-Systemen sollten kleine tragbare Geräte die Überprüfung und Pflegeberichtdokumentation beim Bewohner, d. h. vor Ort ermöglichen.

7.2 Dokumentation nach Durchführung mehrerer Tätigkeiten

Diese Empfehlung kann nur als »Notlösung« bewertet werden und gilt nur dann, wenn die oben aufgeführte Möglichkeit der zeitnahen Dokumentation nicht möglich ist. Hierbei ist jedoch zu berücksichtigen, dass spätestens nach der Versorgung von zwei oder drei Bewohnern die Pflegeberichterstattung erfolgen muss, weil das menschliche Gehirn kaum größere Datenmengen bei länger werdendem Zeitabstand differenziert speichern kann. Zudem findet eine immer stärkere Vermischung nicht ausreichend im Gedächtnis abgespeicherter Daten bei länger werdendem Zeitabstand zur Verrichtung oder Beobachtung statt, weil Unterbrechungen von Pflegemaßnahmen durch anfordernde demente Bewohner, durch anfragende Angehörige oder durch die Notwendigkeit, anderen Kollegen bei der Durchführung besonders schwer pflegebedürftiger Bewohner helfen zu müssen, immer häufiger werden.

Solche Unterbrechungen der Pflegemaßnahme führen zu Problemen in der Abspeicherung von Informationen im Gedächtnis. Die Auswirkungen in der Praxis lassen sich oft und leicht erkennen, vergleicht man die Aussagen der Pflegenden zu einem Bewohner in der Übergabe mit den Inhalten der Pflegeberichte. Ein großer Teil des Wissens zu einem Bewohner besteht nur im Kopf der Pflegekräfte und wird dann nur mündlich während der Übergabe weitergegeben.

7.3 Dokumentation vor der Übergabe

Dieses ist eine sehr häufig geübte und gezeigte Form der Pflegeberichterstattung. Vor der Übergabe, wenn der größte Teil der Pflegeleistungen erfüllt sind, sehen die Pflegenden die Möglichkeit, ihre Einträge zu machen. Zu diesem Zeitpunkt sind sie jedoch bereits derart erschöpft, dass sie kaum die Konzentration aufbringen können, die die differenzierte Berichterstattung erfordert. Die Möglichkeit, endlich einmal sitzen zu können, lässt die Erschöpfung umso spürbarer werden, der Pflegende kann wegen zunehmender Erschöpfung nicht mehr strukturiert und konzentriert eintragen. Es ist daher kaum verwunderlich, dass wichtige Daten verloren gehen und belanglose, nichtssagende und den Pflegeprozess nicht darstellende Pflegeberichte entstehen.

Beispiel: Eintrag in einer Einrichtung
Situation: Eine Bewohnerin war vor 14 Tagen mit einer ausgedehnten Problematik bei Ulcus cruris ins Krankenhaus eingeliefert worden. Seit gestern war sie wieder in der Einrichtung.
Eintrag im Pflegebericht: (mit Datum von gestern): »*12.00 Uhr – Frau K. ist aus dem Krankenhaus zurück. Hausarzt informiert, Küche informiert, Angehörige informiert.*«

Bei meinem Audit in dieser Einrichtung hatte ich diese Dokumentation per Zufall gezogen. Die PDL und die WBL begleiteten mich zur Bewohnerin. Beide geben dieselbe Auskunft: »*Ihr ging es nicht gut, aber nun ist sie wieder hier und es geht ihr wieder besser ...*« Ich gehe mit beiden Leitungen zu der Bewohnerin: »*Guten Tag, mein Name ist Angela Löser. Ich sehe mir hier die Einrichtung an und besuche einige Bewohner. Sie waren ja im Krankenhaus, weil die Beine Probleme gemacht haben ...*« – »*Ja*«, sagt die Bewohnerin, »*aber jetzt bin ich seit gestern wie-*

der hier.« Ich bitte sie, mich ihre Beine einmal ansehen zu lassen und nehme nach ihrer Einwilligung die Bettdecke zurück. Da zeigt sich, dass der Dame ein Bein amputiert wurde. Davon stand nichts im Pflegebericht.

Offensichtlich hatte sich niemand darüber Gedanken gemacht, was es für eine 75-jährige Frau bedeutet, ein Bein zu verlieren. Kann sie sich damit abfinden? Wie kommt sie mit der zunächst entstehenden Abhängigkeit klar? Hat sie bereits Fortschritte im »Sich bewegen« gemacht? Ich kann keinen Eintrag hierzu finden. Weder gestern noch heute. 24 Stunden sind vergangen, seit die Frau zurück übernommen wurde. 24 Stunden, in denen sich keiner fragte, was es für diese 75-jährige Frau bedeutet, derartige Erfahrungen zu machen. In dieser Situation habe ich mich traurig gefragt: »*Ist das meine Berufsgruppe? Ist das professionelle, menschlich tragende Pflege?*« Im Pflegebericht jedenfalls war sie nicht erkennbar.

Ich schildere diese Erfahrung, weil sie zeigt, was passiert, wenn eine Zustandsbeurteilung nicht direkt vorgenommen und ein Eintrag gemacht wird.

7.4 Dokumentation nach mehreren Tagen

Noch gravierender werden Lücken im Pflegebericht, wenn nur im Abstand von mehreren Tagen geschrieben wird. Berücksichtigt man, dass die heute in stationären Pflegeeinrichtungen zu versorgenden Bewohner mindestens für 45 Minuten Grundpflegeleistungen (in den Bereichen Essen und Trinken, Sich bewegen, Ausscheiden und Waschen und Kleiden) erhalten, so wäre es verwunderlich, wenn bei einem Bewohner keine Probleme mit entsprechenden Maßnahmen bearbeitet werden; wenn keine Ressourcen durch Aktivitäten erhalten werden sollen; wenn niemals Veränderungen im Bewohnerzustand auftreten und das aktuelle Befinden des Betroffenen nicht wichtig für die Überprüfung der Eignung durchgeführter Pflegeleistungen wäre.

Ein Bewohner, bei dem über längere Zeiten keine professionelle Evaluation erforderlich wäre; der so »unauffällig ist«, dass es keinen Grund für eine Eintragung gibt; bei dem die aufgetretenen Probleme so geringfügig sind, dass sie nicht aufgezeigt werden müssen, der – so vermuten die Kostenträger immer häufiger – könnte ambulant versorgt oder im Betreuten Wohnen untergebracht werden.

Die Versorgung in einer teuren stationären Einrichtung muss erkennbar gerechtfertigt sein. Der Pflegebericht muss daher aufzeigen, dass es sich bei diesem Betroffenen um einen schwer- bis schwerst pflegebedürftigen Menschen handelt und er muss auch aufzeigen, dass die Pflege in dieser Einrichtung ein höheres Maß an Professionalität aufweist, dass sie nicht in der ambulanten Pflege oder bei der Versorgung durch Laien gewährleistet wäre. Ein Pflegebericht mit Abständen von mehreren Tagen ist daher nicht geeignet.

Wie häufig dokumentiert werden muss oder wie lang die Abstände sein dürfen – zu dieser Frage gibt es von Seiten des MDK bislang keine verpflichtende Angabe. Der Pflegeprozess muss erkennbar sein – das ist die Grundregel.

8. Wie oft sollte der Pflegebericht geschrieben werden?

Immer wieder wird die Frage nach der erforderlichen Häufigkeit der Pflegeberichterstattung gestellt. Muss der Pflegebericht im Tagdienst häufiger als im Nachtdienst geführt werden? Muss am ehesten der Frühdienst eine Zustandskontrolle und Beschreibung der Beobachtungen vornehmen? Auf all diese Fragen lässt sich nicht mit einem klaren »Ja« oder »Nein« antworten. Allenfalls ist eine Annäherung an die Expertenmeinung möglich. Hierzu werden die folgenden Punkte klärend hinzugezogen.

8.1 Angaben in der MDK-Prüfrichtlinie

In der MDK-Prüfanleitung für stationäre Alteneinrichtungen gibt es **keine konkrete Aussage darüber, wie häufig ein Pflegebericht geschrieben werden soll.** Es findet sich jedoch der Vermerk, dass der Pflegeprozess ausreichend nachvollziehbar sein soll. Was dies im konkreten Einzelfall heißen soll, bleibt auf den ersten Blick der Pflegekraft überlassen. Wörtlich heißt es: »*Enthält der Pflegebericht regelmäßig Angaben zu Veränderungen, Befindlichkeiten des Bewohners, Reaktionen auf pflegerische Maßnahmen, Abweichungen von den geplanten Maßnahmen? Beispiele hierzu sind Pflegeerfolge, aktuelle Ereignisse wie Stürze und psychische Befindlichkeiten wie Schmerzen, Freude, Angst.* Die Frage ist mit Ja zu beantworten, wenn:
* *eine kontinuierliche Pflegeberichterstattung erfolgt, in der die oben genannten Aspekte berücksichtigt werden und*
* *der Pflegebericht den Langzeitverlauf und die aktuelle Befindlichkeit widerspiegelt.*«

»Kann dem Pflegebericht situationsgerechtes Handeln der Mitarbeiter der Pflegeeinrichtung bei akuten Ereignissen entnommen werden? Z. B. bei Stürzen oder akuten gesundheitlichen Veränderungen des Bewohners, Information des Arztes?« (MDK-Anleitung zur Prüfung der Qualität nach § 80 SGB XI in: Stationäre Pflege 06/2000:101)

Die Interpretation des Begriffs »regelmäßig« wird hier dem Anwender überlassen.

Im Entwurf der zunächst am 27. September 2002 im Bundesrat nicht verabschiedeten Prüfhilfe zur Durchführung von Qualitätsprüfungen zur Erteilung von Leistungs- und Qualitätsnachweisen (LQN) nach der Pflege-Prüfverordnung steht hierzu folgende Eintragung: *»Die Pflegedokumentation ist sachgerecht und kon-*

tinuierlich durchzuführen« (Prüfhilfe zur Durchführung von Qualitätsprüfungen und Prüfungen zur Erteilung von Leistungs- und Qualitätsnachweisen nach der Pflege-Prüfverordnung, 2002:75).
Auch hier bleibt die Interpretation und Auslegung der Begriffe »sachgerecht« und »kontinuierlich« dem Anwender überlassen. Lediglich die erforderlichen Inhalte werden in groben Zügen angerissen.

8.2 Überlegungen zu einer professionellen Antwort

Bedenkt man, dass bereits bei Pflegestufe I ein Pflegezeitaufwand von mindestens 45 Minuten, bei Pflegestufe II von 120 Minuten und bei Pflegestufe III von 240 Minuten als Mindestgröße im Bereich der Grundpflege geleistet werden muss, so wird schnell deutlich, dass bei diesen Menschen ein erheblicher pflegerischer Aufwand besteht.

Es ist kaum vorstellbar, dass hier keinerlei Beobachtungen gemacht werden können, die eine Reflektion und Dokumentation rechtfertigen. Auch ist nicht denkbar, dass sich hier keinerlei Veränderungen zeigen, die eine Verbesserung oder Verschlechterung des Bewohnerzustands erkennen lassen. Und was ebenfalls unverständlich wäre ist die Tatsache, dass keinerlei Beobachtungen zu machen sind im Bereich der Wirkung von Pflegemaßnahmen. Wäre dies alles wirklich der Fall, so wäre die Frage nach der Berechtigung der Einstufung in eine Pflegestufe, die mindestens eine erhebliche Pflegebedürftigkeit bescheinigt, zu stellen.

An dieser Stelle kann somit keine gesetzlich fixierter Häufigkeit angegeben werden, sondern lediglich eine Empfehlung:
- Bei Pflegestufe II und III empfiehlt sich die Berichtdokumentation in jeder Schicht mindestens einmal.
- Bei Pflegestufe I mindestens einmal am Tag

Generell ist zu sagen, dass die Anzahl der Eintragungen pro Tag und damit die Häufigkeit vom Zustand des Bewohners, von Veränderungen, Beobachtungen und Erkenntnissen abhängt.

8.3 Angaben in der Literatur

Nicht in allen Büchern oder Fachzeitschriftartikeln zum Thema Pflegeplanung und Dokumentation lässt sich eine klare Aussage finden.

Hilfreich können folgende Textstellen sein:

- *»Was bedeuten nun solche Begriffe wie »kontinuierlich«, »aussagefähig« und »systematisch«?*
  Bedeutet kontinuierlich und systematisch, dass ein Pflegemitarbeiter jeden Tag, in jeder Schicht dokumentieren muss? Sicherlich nicht. Es soll vielmehr bedeuten, dass immer dann kontinuierlich und systematisch dokumentiert wird, wenn es die Situation verlangt.
  Eine gute Krankenbeobachtung lässt es zu, dass eine Eintragung nur jeden zweiten oder dritten Tag erfolgt, wenn sich beim Klienten keine Besonderheiten zeigen.
  Je höher jedoch der Versorgungsaufwand, je höher die Pflegestufe, desto wahrscheinlicher ist eine tägliche Eintragung« (König 2003:133).
- *»Es empfiehlt sich, nach jeder Dienstschicht in einem knappen Satz Besonderheiten zusammenzufassen« (König 2001:22).*

Empfehlungen zu zusammenfassenden Wochenberichten lassen sich ebenfalls finden:

»Um einen besseren Überblick zu bekommen, empfehle ich zusätzlich einen Wochenbericht zu schreiben, der auf den Tagesberichten aufbaut. So bekommen die Tagesberichte einen zusätzlichen Zusammenhang und wir erkennen unerkannte Pflegeprobleme, die wir in die Pflegeplanung einbeziehen können. Gleichzeitig wird die Pflegeplanung überprüft und kann angepasst werden. Pflegende, welche die PatientInnen neu betreuen, können sich mit dem Wochenbericht gezielt über den Verlauf der PatientInnen informieren« (Hillewert 2003:7).

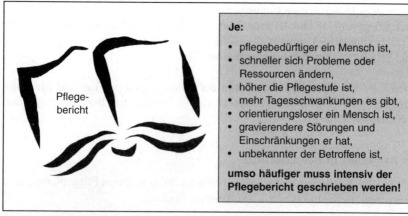

Je:

- pflegebedürftiger ein Mensch ist,
- schneller sich Probleme oder Ressourcen ändern,
- höher die Pflegestufe ist,
- mehr Tagesschwankungen es gibt,
- orientierungsloser ein Mensch ist,
- gravierendere Störungen und Einschränkungen er hat,
- unbekannter der Betroffene ist,

umso häufiger muss intensiv der Pflegebericht geschrieben werden!

Pflege-bericht

Abb. 13: Überlegungen zur Häufigkeit von Eintragungen im Pflegebericht.

8.4 Empfehlungen

Eigentlich erübrigt sich diese Empfehlung in dem Moment, in dem Pflegende nicht mehr auf negative Ereignisse oder besondere Vorkommnisse warten, um diese einzutragen, sondern auch Beschreibungen zur Befindlichkeit, zu positiv erkennbaren Zuständen des Bewohners, zum Erhalt von Ressourcen als dokumentationswürdig ansehen. In dieser Situation erkennen sie: Es gibt kaum einen Tag, an dem es nichts zu berichten gibt!

9. Der Pflegebericht – Vorteile und Probleme in den verschiedenen Pflegeorganisationsformen

Die Qualität des Pflegeberichts hängt auch von der in der Einrichtung gewählten Pflegeorganisationsform ab. Neben der individuellen, d. h. von der einzelnen Pflegekraft eingebrachten professionellen Grundhaltung und Kompetenz, wirken weitere Faktoren der Organisation auf das Pflegeberichtgeschehen ein. Die Vor- und Nachteile lassen sich in den verschiedenen Pflegeorganisationsformen wie folgt erkennen (die nachfolgenden Aussagen beziehen sich auf eine gesteigerte Möglichkeit der aufgezeigten Auswirkungen, es gibt jedoch auch Ausnahmen).

9.1 Der Pflegebericht in der Funktionspflege

In der Funktionspflege wird die Gesamtheit der anfallenden Pflegetätigkeiten einer Schicht oder in einem bestimmten, abgegrenzten Zeitraum nach anfallenden Aufgaben zugeteilt. Eine Pflegekraft ist für die Körperpflege zuständig, die nächste für die Verabreichung der Insulininjektionen, eine andere serviert das Frühstück usw.

Jede Pflegekraft hat somit an diesem Tag eine bestimmte Funktion: Die eine ist die »Wasch-Schwester«, die nächste die »Frühstücks-Schwester«, eine dritte die »Spritzen-Schwester«. Eine solche Arbeitsweise dient der Rationalisierung der Arbeitsprozesse. Die einzelnen Arbeiten gehen schneller von der Hand, »man ist einmal dabei und im Ablauf drin ...« (Aussage einer Pflegefachkraft).

Von einer ganzheitlichen Pflege und Betreuung kann hier nicht die Rede sein. Die Bedürfnisse des Menschen werden in einzelnen Fraktionen, in einzelnen Mosaiksteinchen gesehen. Der ganze Mensch mit der Vielzahl seiner Bedürfnisse und die Problematik vieler älterer Menschen, sich nicht mehr so schnell auf Veränderungen, auf mehrere Menschen oder auf immer neue Prozesse einlassen zu können, gerät aus dem Blick.

Die Bedürfnisse des Menschen werden im Dokumentationssystem in einzelnen Kästchen, d. h. aufgespalten dargestellt. In Wirklichkeit jedoch kann der Mensch nicht in kleinen Schubladen gesehen werden; vielmehr interagieren die einzelnen Bedürfnisse untereinander. Die Nicht-Beachtung eines zunächst scheinbar abgegrenzten Bedürfnisses hat möglicherweise Auswirkungen auf ein anderes.

Beispiel: Der Bewohner, der die ganze Nacht nicht schlafen konnte, wird nicht nur Einschränkungen im Bereich von Ruhen und Schlafen und Wachsein haben. Er wird möglicherweise auch nicht essen wollen, weil er müde ist. Vielleicht hat er aber auch keine Lust auf die tägliche Mobilisierung.

Wenn nun eine Vielzahl verschiedener Pflegender pro Schicht jeweils kleine »Dienstleistungspakete« verrichten, so entstehen daraus verschiedene Probleme, die die Qualität des Pflegeberichts beeinflussen.

- Der Bewohner kann nicht ganzheitlich gesehen werden. Es können sich hierbei zwar viele kleine einzelne Einträge finden. Diese sind jedoch oftmals nicht aufeinander bezogen.
- Jeder Pflegende beobachtet nur in seinem »Funktionspaket«.
- Die Dokumentationsmappen sind nicht immer »greifbar«, weil verschiedene Pflegende bei denselben Bewohnern Eintragungen möglicherweise zur gleichen Zeit vornehmen wollen (bei mangelnder Absprache kommt es dann zum »Engpass«).
- Der Bewohner wird wichtige Informationen möglicherweise zurückhalten, weil die Möglichkeit und Chance, Vertrauen zu einer Person aufzubauen, geringer ist als bei einer bewohnerorientierteren Form der Pflegeorganisation.

9.1.1 Wer schreibt den Pflegebericht in der Funktionspflege?

Jeder Pflegende schreibt die Beobachtungen zu seinen durchgeführten Pflegetätigkeiten. Da hierbei ein heilloses Durcheinander entstehen würde, wenn alle Pflegenden ständig wegen kleiner Beobachtungen oder kleiner Beschreibungen das jeweilige Dokumentationssystem benutzen möchte, werden zwangsläufig viele Eintragungen unterbleiben. Zudem ist es schwierig, bei Aufspaltung der Gesamtleistung in viele kleine Einzelaktivitäten, wichtige Informationen zu erkennen und ganzheitliche Beobachtungen zu vollziehen.

9.2 Der Pflegebericht in der Bereichspflege

Unter Bereichspflege versteht man die Versorgung, Pflege und Betreuung der Bewohner in Bereichen. Hierzu wird ein meist viel zu großer Gesamtpflegebereich / Wohnbereich von bis zu 60 Bewohnerplätzen in zwei bis vier Bereiche aufgeteilt. Die Pflegenden eines Wohnbereichs übernehmen damit je eine Anzahl festgelegter Bewohner und versorgen sie weitgehend während der ganzen Schicht.

Damit kann eine Eingrenzung der Anzahl von Pflegekräften für den Bewohner vorgenommen werden.
Die Übernahme einer Teilgruppe entzerrt die Problematik der Funktionspflege wenigstens teilweise. Wenngleich die Bereichspflege immer noch keine optimale

Bezugsorientierung ermöglicht, wird der alte Mensch hier mit einer geringeren Anzahl versorgender Pflegender konfrontiert. Dieses führt dazu, dass die einzelne Pflegeperson intensiver über die Bedürfnisse des jeweiligen betroffenen Bewohners Bescheid weiß; die Pflege daher in stärkerem Maße bedürfnis- und ressourcenorientiert sein kann. Auch bedeutet der Erhalt weitgehend nicht-fraktionierter Aufgabenbereiche mehr Zufriedenheit für den Mitarbeiter.

Für die Pflegeberichterstattung stellt die Bereichspflege einen Vorteil dar, weil das prozesshafte Geschehen für den pflegedurchführenden Mitarbeiter wesentlich besser erkennbar ist als bei der Funktionspflege, bei der der Gesamtprozess in diverse Einzelprozesse aufgespalten wird, deren Gesamtheit nur noch schwierig erkennbar ist.

9.2.1 Wer schreibt den Pflegebericht in der Bereichspflege?

Innerhalb eines Pflegebereichs werden die Tätigkeiten aufgeteilt. So entsteht wieder die Notwendigkeit (wenn auch in geringerem Maße als bei der Funktionspflege), für den Anteil an Leistungen, den eine bestimmte Pflegekraft übernommen hat, erforderliche Dokumentationseinträge zu vollziehen.

9.3 Der Pflegebericht in der Bezugspflege

Die Bezugspflege stellt die optimale Pflegeorganisationsform dar. Die Pflegeberichterhebung wäre hier ideal vorbereitet, da die jeweilige Pflegekraft die Gesamtheit aller Pflegeleistungen für einen Bewohner koordinieren und zum großen Teil auch selbst ausführen würde. In der derzeitigen Situation in stationären Altenpflegeeinrichtungen, die geprägt ist durch Personalmangel und Zeitnot, ist die Umsetzung einer reinen Bezugspflege jedoch nicht realistisch.

9.3.1 Wer schreibt den Pflegebericht beim Bezugspflegesystem?

In erster Linie schreibt die Bezugspflegekraft den Pflegebericht. Da sie intensiv und ständig die umfassende Pflege des jeweiligen Bewohners übernimmt, ist sie gleichzeitig die planende, durchführende, beobachtende und damit auch die dokumentierende Pflegeperson. Problematisch kann hier eine auftretende »Betriebsblindheit« sein, d. h. die Pflegeperson beobachtet nur noch unter einem festgelegten Fokus und kann daher Veränderungen übersehen.

9.4 Der Pflegebericht beim Primary nursing

Die Pflegeorganisation wird beim Primary nursing-System als eine Kombination aus Bereichs- und Bezugspflege durchgeführt. Die erste verantwortliche Pflegekraft (Primary nurse) plant, strukturiert und organisiert die Pflege für einen oder mehrere ihr zugeordnete Bewohner. Sie ist jedoch nicht für die gesamte Umsetzung der Pflege zuständig. Sie kann Maßnahmen delegieren und die Pflegemitarbeiter des restlichen Teams bei der Pflegedurchführung einbinden.

Positiv bei dieser Form der Pflegeorganisation ist die Tatsache, dass die Verantwortung bei einer Person liegt. Diese weiß ganz genau, dass sie für bestimmte Bewohner zuständig und für die Qualität der geplanten Pflege verantwortlich ist, für die anderen aber nicht (oder nur sehr bedingt). Gerade bei größeren Wohnbereichen kann so ein übersichtliches Arbeitsfeld geschaffen werden.

9.4.1 Wer schreibt den Pflegebericht beim Primary nursing-System?

Für die Pflegeberichterstattung bedeutet dies, dass alle Mitarbeiter im Pflegebericht ihre Beobachtungen dokumentieren, die Primary Nurse jedoch den zusammenfassenden Bericht erstellt oder den erkennbaren Verlauf überprüft und ggf. die Pflegeplanung modifiziert.

10. Der Pflegebericht in den verschiedenen Schichten

Welche Bedeutung hat der Pflegebericht für die verschiedenen Schichten? Muss in allen Schichten gleichermaßen intensiv und immer gleich häufig dokumentiert werden? Reicht es nicht aus, wenn der Frühdienst als Hauptschicht einen Pflegebericht erhebt und die anderen Schichten nur dann Einträge vornehmen, wenn Besonderheiten passieren? Dies sind Fragen, die von Pflegenden häufig angesprochen werden.

10.1 Der Pflegebericht im Frühdienst

Der Frühdienst ist nicht selten die Arbeitszeit mit der höchsten Arbeitsdichte. Nach der Nacht werden die Bewohner mit den erforderlichen Unterstützungsleistungen bei der Erfüllung der Aktivitäten des täglichen Lebens versorgt. Viele Betroffene benötigen jetzt Hilfe bei der Körperpflege, beim Ankleiden und bei der Nahrungs- und Flüssigkeitsaufnahme. In vielen Fällen werden dann im Morgen- und Vormittagsbereich gehäuft Leistungen und Unterstützungen beim Ausscheiden angefordert. Krankengymnasten kommen zu Therapieanwendungen, Sanitätshäuser und Apotheken liefern angeforderte Materialien, der Wäschedienst kommt zum Wäschetausch, Materiallieferungen müssen einsortiert werden. (Einige diese genannten Leistungen finden zum Teil auch am Nachmittag statt).

Zudem zeigt sich bei der Mehrheit der Menschen zwischen 9.00 und 11.00 Uhr ein Hoch im biologischen Biorhythmus, das einhergeht mit einer Phase gesteigerter Aktivität. An Demenz leidende Menschen brauchen hingegen am Morgen ein aktivierendes Programm, damit sie nicht bis in den späten Vormittag hinein schlafen und sich die einstellende Tag-Nacht-Umkehr noch verstärkt.

Der Frühdienst ist eine Zeitspanne voller Aktivität. Er gibt wichtige Auskünfte über folgende Fragen:
- Konnte der Bewohner in der Nacht in angemessener Weise und ausreichend lange Schlaf finden? Fühlt er sich ausgeschlafen? Was wird beobachtet?
- Kann der Betroffene nach der Ruhe- und Entspannungsphase in der Nacht selbst Aktivitäten vollbringen oder wenigstens Teilleistungen? Was sind die Ressourcen, die oft im Tagesverlauf verschwinden und die am Morgen genutzt werden können?
- Ist der Betroffene zeitlich orientiert? Weiß er, dass jetzt der Tag beginnt?
- Möchte der Betroffene nach der Nacht, in der jeder für sich allein oder allenfalls mit einem Zimmernachbarn die Zeit verbringt, Kontakt zu anderen Men-

schen aufnehmen oder sucht er weiterhin die Einsamkeit? Gibt es Anzeichen für eine Depression?
• Haben sich Probleme nach der langen Nacht verschärft oder zeigen sie nach der Nacht ein reduziertes Ausmaß? Wie sieht z. B. der Urin heute morgen aus, der gestern blutig war? Wie hoch ist die Körpertemperatur? Haben sich Schmerzzustände verändert? Wirken eingesetzte Medikamente?

Die Kette der Fragen, die am Morgen eine besondere Bedeutung haben, ließe sich endlos fortführen. Wichtig ist es, vor dem Beginn der Pflege einen Blick in den Pflegebericht zu werden und zu prüfen, ob im Spätdienst oder in der Nacht wichtige Einträge erfolgt sind, auf die es zu reagieren gilt.

10.2 Der Pflegebericht im Spätdienst

Im Spätdienst gehen die Ressourcen vieler Bewohner dem Ende zu. Der Tag hat sie angestrengt, ihre Kräfte sind begrenzt. Jetzt kommen Angehörige oder Hausärzte, die am Morgen keine Visite durchführen konnten. Bei Menschen mit Demenz beginnt vielfach am Nachmittag die Unruhe, eine bestehende Weglauftendenz verstärkt sich. Körperlich unangenehme Symptome, wie z. B. Fieber oder Schmerzen, verstärken sich teilweise.

Auch kommt es vor, dass Menschen jetzt schon vor der kommenden Nacht Angst haben, sich vor dem Alleinsein oder der nächtliche Ruhe und Dunkelheit fürchten. Andere kommen aus dem typischen Stimmungstief der Depression heraus und können endlich wenigstens teilweise aktiv werden.
Jeder Mensch ist individuell.

Es gibt auch im Spätdienst viel zu beobachten und in die beschreibende Kette des Pflegeberichts einzutragen:
• Wie ist die Stimmung des Menschen am Nachmittag? Zeigt er Symptome einer depressiven oder aggressiven Verstimmung? (Symptome sachlich beschreiben!)
• Welche Ressourcen, welche Probleme zeigen sich neu auftretend in dieser Tagesphase?
• Welchen Verlauf zeigen aufgetretene Probleme, die bereits am Vormittag entstanden? Muss vielleicht der Arzt informiert werden? Sind andere, weiterführende Maßnahmen erforderlich?
• Wie wirken die verordneten Medikamente? Sind sie ausreichend, zu hoch oder eher zu niedrig dosiert? (Immer Anzeichen beschreiben!)
• Bekommt der Bewohner Besuch? Wie reagiert er darauf?

10.3 Der Pflegebericht im Nachtdienst

In der Nacht scheint die Notwendigkeit einer Pflegeberichterstattung den Pflegenden häufig am unsinnigsten: »*Was sollen wir schreiben, wenn Bewohner immer wieder nur schlafen?*« Die Nacht ist bei alten Menschen häufig geprägt durch zahlreiche auftretende Probleme. Inkontinenz, Notwendigkeit eines Toilettengangs, Angstgefühle, Unruhe, Durst, nächtliche Unterzuckerungen oder gefährliche Blutdruckabfälle, Schmerzen, Übelkeit oder andere Symptome können auftreten.

Bei diesen Menschen werden in jedem Fall folgende Eintragungen erforderlich:
* Gab es Abweichungen von der »Normalität«?
* Gab es einen erhöhten Grad an Aktivität bei diesem Menschen?
* Mussten bestimmte Leistungen wiederholt durchgeführt werden? (Leistungen werden nur dann dokumentiert, wenn sie von der Planung abweichen!)
* Wie war die Stimmung und Bewusstseinslage des Betroffenen?
* Gab es Situationen, die eine Gefährdung im Bereich der Sicherheit zeigten und die einen wiederholten Kontrollgang oder auch die Durchführung bestimmter Maßnahmen erforderten? Wenn ja, was waren das für Situationen und welche Aktivitäten waren erforderlich?
* Gab es Situationen, die die Durchführung der Pflege mit zwei Pflegekräften erforderten? Wenn ja, wie sah die Situation aus und warum waren zwei Pflegende zur Maßnahmendurchführung erforderlich? (Erschwernisfaktor?)

Mehr Schwierigkeiten bereiten Situationen, in denen bei einzelnen Bewohnern nichts passiert ist, sie ruhig schlafen und auch sonst keine Veränderungen oder Auffälligkeiten zeigen. Hier sollte der »normale«, der »unauffällige« Zustand beschrieben werden. Zum einen belegt die Beschreibung, dass die Wirkung der Pflege zum angestrebten Zustand führt. Zum anderen kann, wenn vor dem Eintrag auch die entsprechende Uhrzeit angegeben wird, nachgewiesen werden, dass zu diesem Zeitpunkt keinerlei Gefährdung und auch keine bereits eingetretene Problemsituation vorlag. Immer wieder kommt es vor, dass ein Bewohner oder dessen Angehörige klagen, der Betroffene hätte nach einem Sturz »*die ganze Nacht*« vor dem Bett liegend verbracht hätte und keiner sei gekommen. Bei entsprechender Dokumentation, z. B.: »*2.00 Uhr – Frau K. liegt schlafend im Bett. Atmet ruhig und gleichmäßig*«, kann nachgewiesen werden, dass der Sturz nicht vor 2.00 Uhr in der Früh passiert sein kann und die Vorwürfe daher in der vorgebrachten Weise nicht gerechtfertigt sind. Die nächtliche Dokumentation dient damit der juristischen Absicherung der Aufsichtspflicht.

Eine besondere Bedeutung hat die Dokumentation des nächtlichen Pflegebedarfs auch für die Einstufung in die Pflegestufe III. Um diese Pflegestufe erhalten zu können, muss laut § 80 SGB XI folgende Bedingung erfüllt sein: »*Schwerst-pflegebedürftigkeit (Pflegestufe III) liegt vor bei Personen*
* *die (...) täglich rund um die Uhr, auch nachts, der Hilfe bedürfen ...«*

Ein solcher Bedarf ist deutlich und nachvollziehbar zu dokumentieren.

11. Was wird im Pflegebericht dokumentiert und warum?

Unter der angestrebten Zielsetzung der Erkennbarkeit der Pflegezustandsentwicklung des Bewohners und seiner Befindlichkeit werden im Pflegebericht verschiedene Eintragungen gemacht (siehe Abbildung 14).

Was gehört in den Pflegebericht?

Welche Eintragungen sind wichtig?

- Das aktuelle Befinden des Bewohners – wie geht es ihm heute?
- Die Reaktion des Bewohners auf durchgeführte Pflegemaßnahmen – wie wirken sie bei ihm?
- Entwicklung eines bestimmten Pflegeproblems oder einer Ressource – wie hat sich der Zustand verändert?
- Besondere Vorkommnisse, gefährliche Situationen, Zwischenfälle – trat etwas Ungewöhnliches auf?
- Modifikation der Pflegeplanung nach wiederholtem Auftreten eines Pflegeproblems?
- Ereignisse, die eine direkte Auswirkung auf den Bewohnerzustand oder dessen Versorgung haben – gab es heute solche Ereignisse?
- Modifikation der in der Pflegeplanung dargestellten Maßnahmen – wurden die Pflegemaßnahmen geändert hinsichtlich Art, Häufigkeit, Dauer, Material, Zeitpunkt? Wenn ja, warum?
- Kooperation mit Schnittstellen – gibt es Informationen, die an andere Berufsgruppen/Dienstleistungsanbieter weitergeben werden müssen oder weitergegeben wurden?
- Darstellung von Orientierungsstörungen – traten heute Orientierungsstörungen auf, die nicht regelmäßig vorhanden sind?

Abb. 14: Was gehört in den Pflegebericht? Welche Eintragungen sind wichtig?

11.1 Beschreibung des aktuellen Befindens des Bewohners

Wie ist das aktuelle Befinden des Bewohners? Was ist wichtig? Wie geht es dem Bewohner heute? (z. B. als Beurteilung bei der Pflege):

Warum ist dieser Eintrag wichtig?
Will man die Wirkung der Pflege bewerten, müssen sich im Pflegebericht Aussagen zu aktuellen Bewohnerzuständen erkennen lassen. Das Befinden des Bewohners ist ein wesentlicher Maßstab, seine Bewertung der Pflege kann als Qualitätskriterium gesehen werden. Die Bewohnerzufriedenheit, die Erhaltung noch vorhandener Ressourcen sind Ziele pflegerischer Leistungen. Sinnvoll ist es hierbei, das **Befinden näher zu beschreiben. Verbale Äußerungen** (was sagt der Bewohner?) und **nonverbale Kommunikationsanteile** (welchen Gesichtsausdruck, welche **Körperhaltung**, welche **Bewegungsmuster** zeigt der Bewohner? Lacht er, weint er oder zeigt er **Anzeichen von Traurigkeit?**) sind zu beschreiben.

Gerade bei der Beschreibung ist zu überprüfen, ob die Beobachtungen als »Ist«, als Tatsache eingetragen werden können oder ob es eher der eigene, und daher individuelle Eindruck ist. Falsche Interpretationen können vermieden werden, wenn die beobachtbaren Anzeichen beschrieben oder die Aussagen des Bewohners in wörtlicher Rede dargestellt werden.

Pflegerische Maßnahmen zielen nicht nur auf die Lösung vorhandener körperlicher Probleme ab. Die Lebensqualität eines Menschen wird stark auch von seiner Zufriedenheit beeinträchtigt. Die Zufriedenheit mit seiner persönlichen Situation, mit der Pflege, mit den weiteren Bedingungen der Heimversorgung werden mitverantwortlich dafür sein, welche weiteren Probleme auftreten und wie sich bereits vorhandene Probleme entwickeln. Hierbei ist der Begriff der Ganzheitlichkeit zu verstehen: Körperliche Einschränkungen werden sich auf das psychisch-seelische Erleben auswirken, psychische Störungen führen möglicherweise zu körperlichen Veränderungen. Pflegerische Maßnahmen müssen immer wieder auch auf ihre Auswirkungen auf das Erleben des Bewohners überprüft werden. Vermutungen sind durch Beobachtungsmerkmale zu objektivieren.

Beispiel: Anzeichen von Müdigkeit
»Bewohner neigt sich mit dem Oberkörper in sitzender Position immer weiter nach vorn«, »Bewohner hat die Augen über einen längeren Zeitraum (20 Min.) geschlossen«, »Bewohner gähnt wiederholt«, »Bewohner will nicht laufen«, »Bewohner versucht wiederholt sich hinzulegen« usw.

Die Lebensqualität wird auch durch die Empfindung/Wahrnehmung der Bedingung, Störung oder Beeinflussung geprägt. Lebensqualität unterliegt damit in hohem Maße der Individualität. Um erkennen zu können, wann, d. h. unter welchen Bedingungen, die Lebensqualität für einen Menschen möglichst groß und stabil ist, bedarf es zunächst der Beobachtung der Kontextsituation sowie der Auswertung von Erkenntnissen (welche Situation, welche Bedingungen führten zu seinem Empfinden?) Hierzu ist das Führen eines regelmäßigen Berichts notwendig.

11.2 Darstellung der Reaktion des Bewohners auf die durchgeführte Pflege

Was zeigt sich? Wie empfindet der Bewohner die Pflege? Wie fühlt er sich während und nach der Maßnahme?

Was ist wichtig?
Der Bewohner soll sich während und nach der Maßnahme wohlfühlen. Nicht demente Bewohner können zu ihrem Befinden befragt werden. Bei Menschen, die nicht sprechen oder nicht reflektiert und adäquat antworten können, werden Maßnahmen der Kranken- und Problembeobachtung durchgeführt.

Wie zeigt sich die Situation?
Zeigt der Betroffene Anzeichen von Wohlbefinden (entspannte Körperhaltung, entspannte Mimik, normaler Muskeltonus, keine Neigung wegzulaufen usw.) oder empfindet er die Maßnahme möglicherweise als Angst auslösend und unangenehm (enge Pupillen, Schweißausbruch, hektische Bewegungen, Weglauftendenz, Ausdrücke von Angst oder Wut, Abwehrmechanismen)?

Warum empfindet der Betroffene die Situation so?
Hier soll direkt die gedankliche Rückkopplung mit der Pflegeplanung erfolgen; der Pflegende soll sich fragen: »*Ist die Art und Weise meiner Maßnahme, der Zeitpunkt, die Dauer richtig oder muss ich diese ändern, damit der Bewohner sich wieder wohlfühlt?*«

11.3 Beschreibung der Entwicklung eines bestimmten Pflegeproblems

Was? Wie zeigt sich der Entwicklungszustand eines bestimmten Pflegeproblems? (Hat sich das genannte Problem unter der Wirkung der Pflegemaßnahme verschlechtert oder konnte es reduziert oder behoben werden?)

Was?
Die Beurteilung eines bestehenden Pflegeproblems in kürzeren Abständen (Wie sieht z. B. der Mundschleimhautbefund heute aus, nachdem bereits drei Tage die

Mundpflege verstärkt durchgeführt wurde? Wie fühlt sich der Bewohner nach Aufnahme von Gruppenaktivitäten?). Wird z. B. in kürzeren Zeitabständen der Zustand einer Wunde beschrieben, kann der Entwicklungsprozess beurteilt werden. Erst so lässt sich erkennen, ob die geplante und durchgeführte Maßnahme sich eignet und die Versorgung in der begonnenen Weise weiter durchzuführen ist.

Warum?
Will man die Wirkung einzelner Pflegemaßnahmen und die dadurch bedingte Entwicklung eines Pflegeproblems erkennen können, müssen in kleineren Abständen beschreibende und ggf. bewertende Eintragungen im Pflegebericht zu erkennen sein. Es ist darauf zu achten (bei der Durchführung der Pflege), dass »*überprüft wird, ob sich das Pflegeproblem derart geändert hat, dass es in der Planung umformuliert werden muss*« (*Lepthin* 2001:100).

Hillwerth beschreibt eine Tendenz nachlassender Prozessbeschreibung bereits länger bestehender Pflegeprobleme (vgl. *Hillewerth* 2003).

Wichtig ist insbesondere die Dokumentation der Entwicklung von Ressourcen und des Aufbaus von Fähigkeiten des Bewohners, damit die Pflegenden wieder ein positives Bild ihrer Pflegeleistung entwickeln können.

11.4 Besondere Vorkommnisse, gefährliche Situationen, Zwischenfälle

Was?
Gab es besondere Vorkommnisse? Gab es heute Situationen, die eine Veränderung zum sonstigen Bewohnerzustand oder -befinden darstellen?

Was zeigt sich als besondere Situation? (Z. B. Stürze, Blut im Urin, Entgleisung der gewünschten Blutzuckerwerte bei einem bestehenden Diabetes, Übelkeit, Schmerzen, Durchfall?) Zeigte ein Bewohner bezüglich seines seelischen oder körperlichen Zustandes andere Reaktionen als gewöhnlich? Ließen sich Zusammenhänge erkennen, die in der übrigen Zeit nicht in der Form, in der Art, in dem Umfang oder zu der Zeit auftraten?

Warum?
Derartige besondere Vorkommnisse müssen im Pflegebericht eingetragen werden, damit die nachfolgenden Schichten über das Phänomen informiert sind, dieses weiter beobachten und entsprechende Maßnahmen einleiten bzw. fortsetzen. Der »rote Faden«, der sich entwickelt in der Beschreibung vom Auftreten der Situation, über die Reaktionen der Pflegenden bis hin zur Auswirkung der Maßnahmen muss erkennbar werden.

85

Es sollten folgende Fragen beschrieben werden:

1. **Wie** zeigte sich die besondere Situation? Im Pflegebericht sollte erkennbar sein, wie (und wann) ein Bewohner z. B. liegend vor dem Bett aufgefunden wurde.
   - **Warum?** Die Erkenntnis über die Art und Weise der Situation kann dazu verhelfen, Rückschlüsse auf die Entstehung zu ziehen. Somit lässt sich möglicherweise auch leichter ein Konzept über geeignete Maßnahmen zur Prävention eines erneuten Auftretens gleichartiger Situationen erstellen.

2. **Wo** zeigte sich die besondere Situation oder das Vorkommnis (Räumlichkeit oder Lokalisation am Bewohner)?
   - **Warum?** In verschiedenen Räumen ist der Bewohner mehr oder weniger gefährdet. Bei der Ausführung der selbstständigen Körperpflege ist es z. B. wichtig, abzuklären, ob der Bewohner dies allein im Badezimmer, am Waschbecken sitzend bewältigen kann oder ob die Durchführung für ihn auf der Bettkante weniger gefährlich ist. Die Lokalisation am Bewohner bezieht sich auf erkennbare Veränderungen von Körperfunktionen oder deren Folgen. Für die folgenden Schichten ist es z. B. wichtig zu wissen, wo nach einem Sturz Hämatome auftraten oder wo eine Schmerzlokalisation beschrieben werden konnte.

3. **Wann** trat die Situation/das Vorkommnis auf? Die Angabe der Uhrzeit ist erforderlich (besonders wichtig für derartige Situationen in der Nacht).
   - **Warum?** Bestimmte, sich wiederholende unvorhersehbare Situationen können bei Angabe der Zeiten leichter bestimmten Bedingungen oder Zusammenhängen zugeordnet werden. Wenn z. B. ständig nachts zwischen zwei und drei Uhr Unruhezustände auftreten, muss an eine Unterzuckerung oder an die im Alter typische nächtliche Hypotonie gedacht werden. Geeignete Maßnahmen zur Vermeidung dieser Situation lassen sich so eher planen.

4. **Womit oder in welchem Kontext** entstand die Situation? War der Bewohner nach Aufstehen mit einem Gehstock gestürzt oder war er aus einem Rollstuhl herausgefallen?
   - **Warum?** Auch diese Frage zielt auf die Erkenntnis verursachender oder mitbedingender Faktoren ab. Zur weiteren Planung der Pflege ist es wichtig zu wissen, welche Faktoren verursachend, mitverursachend, abschwächend, verstärkend, beschleunigend oder verlangsamend wirken. Diese müssen bei der weiteren Planung der Pflegemaßnahmen beachtet werden.

5. **Welche Maßnahmen der Ursachenanalyse** hat ein Mitarbeiter durchgeführt? (z. B. nach Sturz: RR-Messung, BZ-Messung, Kontrolle der Flüssigkeitszufuhr am selben und am Vortag, Überprüfung eingenommener Medikamente etc.)
   - **Warum?** Hier unterscheidet sich die professionelle von der Laienpflege. Von examinierten Pflegenden kann erwartet werden, dass sie mögliche Ursachen

Was ist passiert?

Wie zeigt sich die Situation?

Wo ist es passiert? Wo zeigt sich die besondere Situation?

Wann zeigt sich die Situation?

Wer ist beteiligt?

Wie lange besteht die besondere Situation?

Wie groß, wie schwer, wie lange, wie oft, wie tief, wie viel zeigt sich die Situation?

Wodurch wurde die Situation ggf. ausgelöst?

Welche Analysen wurden und werden gemacht?

Welche Maßnahmen wurden gemacht, welche müssen noch gemacht werden?

Wer muss informiert werden?

Welche Informationen benötigen die übrigen Pflegenden zusätzlich?

Welche Maßnahmen können zur Prävention durchgeführt werden?

Abb. 15: Die W-Fragen bei Auftreten besonderer Vorkommnisse.

für besondere Vorkommnisse überprüfen, Zusammenhänge analysieren und so in der Planung der Pflege eigenständig problemlösende Maßnahmen organisieren, bzw. dem Arzt Daten zur Verfügung stellen, die eine geeignete Therapie ermöglichen. Die Behebung der Ursache ist oft die wirksamste Prävention.

6. **Welche weiterführenden Maßnahmen** hat der Mitarbeiter eingeleitet? (z. B. Information an den Arzt, Erhöhung der Trinkmenge auf 2000 ml pro Tag bei erkennbarer Exsikkose, Verabreichung von Orangensaft nach Unterzuckerung).
   • **Warum?** Wenn der Pflegende Maßnahmen erkennen kann, die zur Lösung oder Linderung des unvorhersehbaren Ereignisses geeignet sind oder die eine Wiederholung gleichartiger Phänomene verhindern, muss er diese durchführen. Da es sich hierbei um Maßnahmen handelt, die möglicherweise nicht im Pflegeplan enthalten sind oder die von der geplanten, also routinierten Durchführung hinsichtlich Durchführungszahl oder -art abweichen, müssen sie extra, d. h. separat kenntlich gemacht werden. Hierzu dient der Pflegebericht. Lässt sich im Pflegebericht eine Häufung bestimmter Abweichungen oder zusätzlicher Maßnahmen erkennen, so ist die Pflegeplanung zu modifizieren und das Problem dort aufzunehmen.

7. **Welche Maßnahmenaufträge sollen an weitere bewohnerversorgende Pflegekräfte (an die nächsten Schichten) vermittelt werden?** Wie sollen die nachfolgenden Schichten mit dem aufgetretenen Phänomen umgehen?
   - **Warum?** Nach der Schilderung des Problems und der Dokumentation der durchgeführten Analyseverfahren wird zum Teil ein weiterführender Auftrag an die nachfolgenden Schichten gegeben. Insbesondere wenn das Problem nicht innerhalb der Schicht, in der es auftrat, zu bewältigen oder zu korrigieren ist und es der weiteren Prozessgestaltung innerhalb der nächsten Stunden und ggf. Tage bedarf. Da hier mehrere Pflegekräfte beteiligt sind, müssen evtl. aufgestellte Maßnahmen als Auftrag dokumentiert werden. (z. B.: *»Bitte heute noch um 18.00 und um 22.00 Uhr BZ-Kontrolle.«*)

8. **Wie ist die Weiterentwicklung des Bewohners nach Durchführung neu geplanter und eingesetzter Maßnahmen?** Nachdem Maßnahmen situationsgemäß geplant und durchgeführt wurden, sollte die Reflektion hinsichtlich der erwünschten Zielerreichung weitergeführt werden. Konnten die eingesetzten Strategien zum Ziel führen? Wurde durch die professionelle Pflege das erreicht, was angestrebt war?
   - **Warum?** Nach der Durchführung geplanter Maßnahmen ist der Bewohner zu beobachten. Wirkungseintritt und -dauer, Gesamtverhalten, evtl. Nebenwirkungen geben wichtige Aufschlüsse über die Eignung der Maßnahmen. Beobachtungen, die aufgrund einer aufgetretenen besonderen Situation gemacht wurden, sind zu dokumentieren, um den weiteren Verlauf kenntlich zu machen.

Hat ein Bewohner zum Beispiel aufgrund von Schmerzen ein Medikament bekommen, so ist die Entwicklung der Schmerzsymptomatik schriftlich zu verzeichnen, damit die Wirkung des Medikaments hinsichtlich Wirksamkeit, Wirkungseintritt, Wirkungsdauer, evtl. Nebenwirkungen erkennbar wird und die eingesetzte Therapie somit überhaupt erst in ihrer Effektivität bewertet werden kann.

Ein weiteres Beispiel soll sich auf die Erkenntnis von Blutbeimengungen im Urin beziehen (ein ebenfalls häufiges Problem in der Pflege alter Menschen). Nach der Erkenntnis des Problems werden (professionell) Pflegende für die Sicherung einer ausreichenden Flüssigkeitszufuhr sorgen. Sie werden die Trinkmenge kontrollieren, die Trinkzufuhr erhöhen und die Umsetzung dieser Maßnahme kontrollieren. Im weiteren Pflegeverlauf ist es nun wichtig, die Beobachtung des Urins in kürzeren Abständen vorzunehmen und die Ergebnisse der Beobachtung zu dokumentieren. Nur so lässt sich die Wirksamkeit der Maßnahme erkennen und durch die Dokumentation die professionelle Durchführung aller Maßnahmen bis zur Problembewältigung belegen.

11.5 Modifikation der Pflegeplanung nach wiederholtem Auftreten eines Pflegeproblems

Tritt ein Pflegeproblem in der gleichen Art und Weise länger als eine Woche dauernd oder wiederholt in kürzeren Abständen auf, so ist die Überleitung dieses Problems in die Pflegeplanung vorzunehmen. Es wird jetzt als Problem behandelt, das einer genauen Problemformulierung, einer Zielsetzung und einer Maßnahmenformulierung bedarf, nicht mehr als einmaliges Ereignis.

Die Aufnahme des neu erkannten Pflegeproblems in der Pflegeplanung ist im Bericht zu vermerken.

11.6 Ereignisse mit direkter Auswirkung auf den Bewohnerzustand oder dessen Versorgung

Es gibt eine Reihe von Ereignissen, die Auswirkungen auf den Bewohner und seine Versorgungssituation haben. Damit später bestimmte zeitliche Zusammenhänge erkennbar werden oder ordnungsgemäß durchgeführte administrative und organisatorische Vorgehensweisen der Pflegenden nachvollziehbar sind, müssen diese dokumentiert werden.

Exemplarisch seien hier genannt:
• Arztbesuch (Warum wurde dieser angemeldet? Sind weitere Maßnahmen erforderlich? Was wurde gemacht?)
• Einweisung ins Krankenhaus (gleiche Fragen wie oben)
• MDK-Begutachtung (welche Pflegestufe wird voraussichtlich bescheinigt werden? Hat der Gutachter die Pflegedokumentation eingesehen?)
• Lieferung eines Hilfsmittels durch das Sanitätshaus
• Meldung der Reparaturbedürftigkeit der Antidekubitusmatratze des Bewohners

11.7 Abweichung der Pflegedurchführung von der Planung

Ist eine Abweichung vom aufgestellten Pflegeplan notwendig geworden? Hat sich bei der Durchführung der Pflege eine Situation gezeigt, die eine Modifikation der Pflege im Sinne einer Abweichung/Unterlassung oder Ergänzung einzelner Maßnahmen erforderlich machte? Wollte ein Bewohner z. B. nicht geduscht werden? Ist daraufhin eine Ganzkörperpflege am Waschbecken durchgeführt worden? Wollte der Bewohner lieber zwei kleine Mahlzeiten als eine große? In diesem Fall würde ein zusätzlicher Pflegezeitaufwand entstehen, der zunächst im Bericht ersichtlich gemacht werden muss.

Generell haben sich Pflegende an den erstellten Pflegeplan zu halten. Veränderungen dürfen nicht willkürlich und ohne ersichtlichen Grund vorgenommen werden. So ist auch der Grund für die Veränderung im Pflegebericht zu formulieren. In Ergänzung zu oben wäre dies z. B.: »*12.00 Uhr/14.00 Uhr – Herr M. wollte lieber zwei kleine Mahlzeiten, da ihm übel war und er Angst hatte zu erbrechen.*«

Auch sich wiederholende Abweichungen vom Pflegezeitaufwand sind einzutragen. Dauert eine Maßnahme bedeutend länger als der Zeitaufwand, der in den Zeitkorridoren des MDK als Durchschnittswert angegeben ist, so ist der realistische Zeitaufwand im Pflegebericht zu dokumentieren. Z. B.: »*Wegen starker Schmerzen konnte die Grundpflege bei Frau Z. nur sehr langsam und vorsichtig durchgeführt werden. Frau Z. benötigte immer wieder Pausen, um sich zu erholen. Gesamtzeitaufwand der Grundpflege: 35 Minuten.*«

Zeigen sich im Pflegebericht wiederholt derartig hohe zeitliche Einsätze für bestimmte Maßnahmen, können diese als »Erschwernisfaktor« in die Problemformulierung der Pflegeplanung übernommen werden. Im Falle einer Einstufung durch den MDK (Bemessung der Pflegebedürftigkeitsstufe) können diese Angaben helfen, ein realistisches Bild über den Pflegezeitaufwand zu geben und führen eher zu einer gerechten Einstufung.

Es ist jedoch wichtig, dass so hohe Zeitangaben wiederholt und möglichst von verschiedenen Pflegekräften im Pflegebericht dokumentiert werden, damit erkennbar wird, dass es sich hierbei nicht um eine Ausnahme handelt. Bei sich wiederholendem Mehraufwand liegt häufig ein Erschwernisfaktor vor. Dieser sollte analysiert und in die Pflegeplanung aufgenommen werden.

11.8 Kooperation mit Schnittstellen

Gibt es Informationen oder Anweisungen, die an andere Berufsgruppen/Dienstleistungsanbieter weitergegeben werden müssen? Um die wahrgenommene Verantwortung der Pflegenden im Schnittstellenbereich mit anderen Berufsgruppen zu dokumentieren, eignet sich der Bericht ebenfalls.

Beispiele:
- Wenn Pflegende z. B. erkennen, dass ein Bewohner bei einer Versorgung mit Sondenkost in einer Tagesmenge von 1000 Kcal Gewicht verliert, müssen sie den Arzt informieren (Problem erkannt und an die andere Berufsgruppe weitergegeben).
- Wenn der Arzt trotzdem die Tageshöchstdosis nicht erhöhen will, sollten die zuständigen Pflegenden die Information an den Arzt und seine Reaktion in den Pflegebericht eintragen.

Pflegende können so ihren Verantwortungsbereich nachweisen. Da sie selbst keine Höherdosierung, d. h. keine Verordnung vornehmen können, bleibt hier nur die Dokumentation der wahrgenommenen eigenen Verantwortung.

Beispiel: *»Habe Herrn Dr. Z. darauf aufmerksam gemacht, dass Frau U. in den vergangenen 6 Wochen 3 kg bei alleiniger Ernährung mit 1000 Kcal Sondenkost (Fabrikat angeben) abgenommen hat und dass laut Berechnung des Kalorienbedarfs eine Tageshöchstdosis von 1560 Kcal erforderlich wäre. Herr Dr. Z. lehnte eine Erhöhung der Sondenkostmenge ab.«* Der Arzt wird über den Eintrag und dessen Inhalt im Bericht informiert.

11.9 Darstellung von Orientierungsstörungen

Da Orientierungsstörungen in vielen Pflegeeinrichtungen ein erhebliches Problem darstellen und die geplante, regelmäßige Durchführung einer Pflege erschweren, bedeuten sie nicht kalkulierbare Zeitkontingente, die für die Pflege bereit gehalten werden müssen. Gerade diese Zeiteinheiten werden jedoch bei der Bemessung der Pflegestufe, d. h. des Grades der Pflegebedürftigkeit, nicht oder nur unzureichend berechnet, da sie einerseits nicht regelmäßig auftreten, zum anderen die vier AEDL (»Essen und Trinken«, »Sich waschen und kleiden«, »Sich bewegen« und »Ausscheiden«) oft nur indirekt beeinflussen. Der Pflegebericht ist das ideale Instrument, um die Auswirkungen von Störungen im Bereich der Orientierungsfähigkeit auf die körperlichen Aktivitäten des täglichen Lebens aufzuzeigen und den dadurch entstehenden Pflegezeitaufwand zu rechtfertigen.

Beispiel: *»Frau M. lief heute sieben Mal während des Mittagessens aus dem Speisesaal und musste zurückgeführt werden. Erst nach längerem Zureden setzte sie die Nahrungsaufnahme fort. Zeitaufwand: 45 Minuten.«*

Der nachweisbare und zurückverfolgbare Pflegeprozess kann nur durch seine schriftliche Dokumentation erfolgen. Dies muss im Interesse der professionell arbeitenden Pflegenden liegen.

»Dokumentierte Pflege gibt einen chronologischen Verlaufsbericht, der Einblick in die geschehenen Ereignisse gibt und auch unerwartete Vorfälle und Komplikationen aufzeigt. Die Schwester gibt damit Rechenschaft über ihre Entscheidungen und ihr Handeln ab. Somit hat die Dokumentation auch rechtliche Aspekte (...). Die Dokumentation gilt als Kommunikationsmittel für alle an der Pflege beteiligten Personen. Die dokumentierte Pflege macht ersichtlich, was die Pflegenden denken und tun. Daraus ergeben sich Informationen über den eigenständigen Bereich der Pflege, über das Berufsbild und die Berufsrolle« (*Hillwerth* 2003:3).

Diesen Ausführungen von *Hillewerth* liegen die Arbeitsblätter zur Pflegeplanung des Universitätsspitals Zürich aus dem Jahr 1988 zu Grunde. Es handelt sich also nicht um neuartige, bisher nicht bekannte Gedanken zu diesem Thema. Fraglich ist, warum nach einem fast 15-jährigen Zeitraum seit Veröffentlichung der Informationen immer noch in vielen Berichten Probleme bestehen.

12. Was gehört nicht in den Pflegebericht?

Der Pflegebericht ist **keine erweitere Leistungsdokumentation**. Durchgeführte Leistungen werden im Leistungsnachweis dokumentiert. Im Pflegebericht finden sich nur dann Hinweise auf Leistungen, wenn sie von den in der Pflegeplanung geplanten Leistungen hinsichtlich Häufigkeit, Art, Zeitpunkt, Dauer oder Umfang abweichen.

Beispiel: »*Frau M. hatte heute erneut Durchfall. Im Frühdienst insgesamt 7 x Molinea groß gewechselt. Stark geröteter Intim- und Analbereich.*« Oder: »*Bei Herrn K. heute keine Grundpflege durchgeführt. Er fühlte sich nicht gut (zu schwach), wollte lieber im Bett bleiben und schlafen. Auch um 10.00 und um 11.00 Uhr wurde die Grundpflege abgelehnt. Er wollte auch keine kleine Grundpflege von Händen und Gesicht.*«

In den Pflegebericht gehören **keine kritischen Äußerungen** einer Pflegekraft über andere oder Korrekturvorschläge zum Umgang mit der Dokumentation von der PDL für eine Pflegekraft.

Unangemessene Äußerungen wie »*alles wie gehabt*«, »*o.B.*« (ohne Befund), »*wie gestern*«, »*keine Änderung*«, »*Zustand stabil*« etc. lassen keine Reflexion des Pflegenden erkennen und geben keine genauen Auskünfte über den Zustand des Bewohners. Erlaubt sind diese Begriffe, wenn sie an vorangegangene Beschreibungen anknüpfen.

Beispiel: »*Während des Inkontinenzmaterialwechsels hatte Frau K. keine Atemprobleme mehr. Zustand stabil*«.

Was gehört nicht in den Pflegebericht?

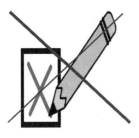

1. Keine Leistungen, die in den Leistungsnachweisen bereits dokumentiert sind, die nicht verändert wurden!
2. Keine kritischen Äußerungen einer Pflegekraft gegenüber einer anderen!
3. Keine allgemeinen Äußerungen wie »alles wie gehabt ...«, »alles ok«, »Zustand stabil ...«

Abb. 16: Was gehört nicht in den Pflegebericht?

13. Der Pflegebericht bei demenziellen Erkrankungen

Insbesondere bei demenziellen Erkrankungen ist es schwierig, den tatsächlichen Pflegezeitaufwand darzustellen und eine geeignete Pflegestufe zu erhalten. Die beim jeweiligen Bewohner auftretenden Probleme sind vielgestaltig und können von Tag zu Tag variieren. Manchmal kommen hierzu noch Schwankungen im Tagesverlauf. Wenn nun der MDK-Gutachter zur Einstufung kommt und den Bewohner am Vormittag besucht, ist es möglich (und häufig), dass der Bewohner einen anderen (sehr viel orientierteren) Zustand zeigt, als dies an vielen Nachmittagen der Fall ist. In der Pflegeplanung lassen sich solche starken Schwankungen zwar als Problem angeben, doch kann hier der in der Realität auftretende tatsächliche Verlauf und die Häufigkeit des Auftretens einer oder mehrerer Probleme nicht erkennbar gemacht werden. Hierfür ist der Pflegebericht das geeignete Instrument.

Er soll den Verlauf der Probleme, den daraus entstehenden Zeitaufwand für Pflege- und Betreuungsleistungen und erschwerende Faktoren aufzeigen. Mehr noch als

Inhalte im Pflegebericht bei Menschen mit Demenz

• Wie fühlt sich der Bewohner heute?
• Wie fühlt sich der Bewohner in verschiedenen Situationen?
• Was verunsichert ihn, was gibt ihm Sicherheit und Ruhe?
• Welche Veränderungen in der Pflegedurchführung waren heute notwendig und warum?
• In welchen Bereichen benötigt er Hilfe und welche Art von Hilfe ist erforderlich?
• Wie sieht der nächtliche Hilfebedarf aus?
• Liegen Erschwernisfaktoren vor?
• Wird mehr Zeit zur Durchführung der Pflege benötigt?
• Wie verändert sich der Betroffene? Gibt es Abweichungen vom gestrigen Zustand?
• Was fällt auf?
• Welche Ressourcen hat der Betroffene?

Abb. 17: Inhalte des Pflegeberichts bei Menschen mit Demenz.

bei körperlichen Einschränkungen wird der Pflegebericht bei demenziellen Erkrankungen benötigt, wenn eine angemessene Einstufung erreicht werden soll.

Folgende Fragen sind wichtig und im Pflegebericht zu klären:

- Wie geht es dem Bewohner heute? Welches Befinden zeigt er?
- Gibt es außergewöhnliche Reaktionen, Probleme oder Pflegebedarfe, die nicht planbar waren?
- Ist der Zeitaufwand bei der Durchführung einer Maßnahme höher als im Regelfall (wenn z. B. der Bewohner wiederholt beim Essen weglaufen möchte; wenn er sich immer wieder gegen einzelne Maßnahmen der Körperpflege wehrt, weil er den Ablauf geistig nicht nachvollziehen kann) oder muss eine Maßnahme häufiger als im Regelfall pro Tag durchgeführt werden (wenn er wiederholt bei anderen Bewohnern das Frühstück »abräumen« geht; wenn er häufig den Schrank ausräumt; wenn er sich immer wieder auszieht und dann von den Pflegenden wieder angekleidet werden muss)? Diese Informationen sind wichtig, weil sie zeigen, dass die pflegerische Versorgung hier nicht mit den regelhaften Kriterien des SGB XI § 80 gemessen werden kann, sondern eine individuelle Bemessung erforderlich ist.
- Wird nachts ein erhöhter Pflegebedarf erkennbar? Ist der Betroffene zum Beispiel unruhig und irrt wiederholt im Wohnbereich oder in der Einrichtung umher?

14. Der zusammenfassende Pflegebericht als Instrument zur Meta-Evaluation

Der zusammenfassende Pflegebericht wird bei Abschluss des beschriebenen (»gefüllten«) Pflegeberichtdokuments geschrieben. Neben der täglichen Evaluation (Überprüfung) bei der Pflege und der daraus resultierenden Dokumentation wird das Lesen des letzten Pflegeberichtblattes als Meta-Evaluation verstanden. Die Pflegekraft prüft hierbei, ob die Pflegeplanung in der vorliegenden Art und Weise weitergeführt werden kann oder ob eine Modifikation erforderlich ist. In vielen Papier-Dokumentationssystemen gibt es in der Kopfzeile des Berichtsblatts hier den so genannten zusammenfassenden Bericht. In etlichen EDV-Systemen ist dies leider nicht immer der Fall.

14.1 Ziel der Zusammenfassung:

Beim Lesen nur weniger Zeilen sollen sich Pflegekraft oder MDK, Hausarzt oder andere Personen einen schnellen, aber erkenntnisreichen Eindruck zum Verlauf der letzten Pflegezeitraums machen können.

Das Lesen mehrerer, hintereinander geschriebener Zusammenfassungen soll einen Einblick über die Veränderung der Pflegebedürftigkeit ermöglichen.

Der Mitarbeiter, der die Zusammenfassung schreibt, soll sich einen Eindruck darüber verschaffen können, ob er die Planung in einem oder in mehreren Punkten verändern muss (auch wenn das Evaluationsdatum noch nicht gekommen ist).

14.2 Vorgehen

1. Das letzte Berichtsblatt wird gelesen. Hier lassen sich Erkenntnisse zu wiederholt auftretenden Problemen oder zu Veränderungen des Bewohners erkennen. Sollten solche Geschehnisse erkennbar sein, müssen sie ggf. in die Pflegeplanung hinübergezogen werden (**zusammenfassender Eindruck**).

2. Der Gesamteindruck wird nun mit dem vorhergehenden Berichtsblatt, bzw. mit der dort nachlesbaren Zusammenfassung verglichen. Lässt sich hier eine Veränderung erkennen? Zeigen die Eintragungen in der Spalte »Zusammenfassungen«, dass die Abhängigkeit von pflegerischen Handlungen zunimmt? Nimmt der Bewohner zunehmend mehr Hilfe in Anspruch? Werden Erschwernisfaktoren immer häufiger erkennbar? Ein solcher vergleichender Eindruck wird ebenfalls in dieser Spalte dokumentiert (z. B.: »*Frau M. ist wesentlich häufiger nachts unruhig und zieht das Bett ab, als dies noch vor 4 Wochen der Fall war*«) (**vergleichender Eindruck**).

14.3 Häufig genannte Punkte in der Zusammenfassung

1. Herr/Frau N. N. zeigt zunehmend häufiger ... (Problem genau benennen!)
2. Herr/Frau N. N. leidet zunehmend unter ... (Symptomatik benennen!)
3. Es wird immer schwieriger, ... (Was genau?)
4. Herr/Frau N. N. kann wieder mehr ... *oder häufiger* ... (Fähigkeit beschreiben!)
5. Es zeigt sich eine Abnahme (oder Zunahme) *folgender Fähigkeiten in den vergangenen* ... *Wochen:* ... (Fähigkeiten beschreiben! Was kann er/sie nun (nicht) mehr?)

Es werden also immer häufiger oder immer seltener auftretende Probleme oder Ressourcen, erkennbare Zustandsverschlechterungen oder -verbesserungen im Verlauf von mehreren Wochen oder erreichte Ergebnisse aufgezeigt.

Wenn sich nichts verändert
1. Der Zustand ist weiter stabil (kurze Beschreibung des Zustands)
2. Es sind keine neuen Pflegeprobleme aufgetreten.
3. Die ... (genaue Probleme nennen!) *haben sich nicht verschlechtert.*
4. Es konnte kein steigender Aktivitätsgrad erreicht werden (beschreiben, im Bereich welcher Fähigkeiten!)

Einträge wie »*alles OK*«, »*unverändert*«, »*wie gestern*« sind nicht angemessen, da sie eine genaue Überprüfung und Reflektion des Bewohnerzustandes nicht erkennen lassen. Es muss stets angegeben werden, was genau bewertet wurde.

14.4 Wer schreibt den zusammenfassenden Bericht?

Den zusammenfassenden Bericht sollte die Bezugspflegekraft schreiben, da sie den Bewohner und seine jeweilige Pflegeplanung am intensivsten kennt. Möglich ist aber auch, dass jene Pflegefachkraft die Zusammenfassung schreibt, die das neue Berichtsblatt einheftet. Dieser Punkt muss betriebsintern geklärt und eindeutig festgelegt werden.

15. Der Pflegebericht und seine Bedeutung innerhalb der Dokumentationsblätter

Der Pflegebericht (ebenso wie alle übrigen Dokumente) ist kein für sich stehendes Instrument. Losgelöst aus dem Gesamtprozess und aus der gesamten Dokumentation ist er weniger aussagefähig als in der Verknüpfung mit den übrigen Formularen/EDV-Seiten. Der Pflegebericht zeigt einen Teil innerhalb des Regelkreismodells des Pflegeprozesses.

15.1 Der Pflegebericht als Instrument im Pflegeprozess

Während in der Pflegeplanung (in der Ressourcen- und Problemformulierung, in der Zielfestlegung und in der Maßnahmenbeschreibung) eine möglicherweise geeignete Pflege geplant wird, lässt sich die **tatsächliche Situation** und damit die **Eignung der Pflegeinterventionen** erst im Pflegebericht erkennen. Hier werden die **Reaktionen des Betroffenen** auf die Pflegemaßnahmen, neu auftretende Probleme, sich verändernde Ressourcen beschrieben.

Im Pflegebericht lassen sich einerseits **Art, Begründung, Umfang und Aufwand der Bewohnerversorgung**, die **Bewohnerzufriedenheit** und der **Prozess der Pflege** erkennen. Dies ist die Bewohnerseite. Auf der anderen Seite lässt sich aber auch die **Qualität der pflegerischen Leistungen** erkennen. Ob eine Pflege in einer Einrichtung mit professioneller Kompetenz, eingebunden in ein interprofessionelles Team und unter ständiger Berücksichtigung der Bewohnerbedürfnisse, seiner Ressourcen und Probleme, stattfindet, lässt sich im Pflegebericht erkennen. Der Pflegebericht steht nicht allein für sich. Er ist eingebunden in das gesamte Pflegeplanungs- und Pflegedokumentationssystem und weist Schnittstellen zu anderen Dokumentationsformularen auf.

15.2 Schnittstelle zur Pflegeplanung

Der Pflegebericht hat eine Schnittstelle zur Pflegeplanung. Hier werden neu auftretende Pflegebedarfe, Veränderungen im Befinden des Bewohners, Zusammenhänge zwischen verursachenden Faktoren und den erkennbaren Auswirkungen beschrieben. Der Pflegebericht ist das Kerndokument für die Darstellung der Bewohnersituation an einem bestimmten Tag bzw. auch über einen längeren Zeitraum.

Diese Daten sind wichtig, weil aus ihnen abgeleitet werden kann, ob die Pflege-planung in der vorliegenden Form geeignet ist; ob Ziele erreicht wurden; ob sich die Situation des Betroffenen verändert hat und ob neue oder andere Maßnahmen erforderlich werden. Ohne vorangehende Informationen (die in diesem Fall dem Pflegebericht entnommen werden) kann keine Planung erfolgen. Der Pflegebericht sollte wie eine Art Tagebuch wirken. Er ermöglicht die Reflektion und die manch-mal erforderliche Anpassung an den kommenden Zeitraum:

• Welche Pflegemaßnahmen sind wirklich notwendig geworden?
• Welche Maßnahmen weichen möglicherweise von der Planung ab? Bestand die Notwendigkeit bei einzelnen oder mehreren Maßnahmen die Durchführung mit zwei Pflegenden vorzunehmen?

Diese Fragen werden im Pflegebericht geklärt.

> **Die Pflegeplanung zeigt das »Soll«, der Pflegebericht das »Ist«!**
> **Wenn das »Ist« wiederholt oder dauerhaft anders ist als das »Soll«, muss die Pflegeplanung geändert werden.**

15.3 Schnittstelle zu den Leistungsnachweisen

Ausgehend von der Maßnahmenplanung in der Pflegeplanung werden Art und Häufigkeit durchzuführender Maßnahmen in den Leistungsnachweisen ange-kreuzt. Dies ist gewissermaßen die Vorplanung für den kommenden Zeitraum. Ob die Art und die jeweilige Häufigkeit der einzelnen Maßnahme wirklich individuell auf den Bewohner zugeschnitten ist, muss die Realität zeigen. So kann es sein, dass weitere, bislang nicht geplante Maßnahmen notwendig werden (diese sind im Pflegebericht zu vermerken!) oder dass die Häufigkeit von Leistungen von der vorgeplanten abweicht (die Abweichung und der Grund hierfür sind im Pflegebe-richt zu dokumentieren). Die Leistungsnachweise stellen hiermit also das »Soll«, der Pflegebericht zeigt das »Ist«. Die Differenz zwischen »Soll« und »Ist« wird dann in die Überprüfung der Pflegeplanung eingehen (bei der nächsten Evalua-tion) und ggf. für eine Modifikation der Pflege sorgen.

> **In den Leistungsnachweisen wird die vorgeplante, wahrscheinliche Häu-figkeit und die Art bestimmter Leistungen angezeigt, im Pflegebericht werden Abweichungen hiervon mit Begründung angegeben!**

15.4 Schnittstelle zu den Reitern

Die Reiter stellen ein spezifisches und besonderes Informationssystem dar. Sie haben Signalcharakter. Je nachdem, welcher farbliche Reiter gezogen wurde, werden wichtige Kerninformationen signalisiert. So können besondere Vorkommnisse, Arztvisiten, Änderungen der Medikamentenverordnung etc. im Pflegebericht dokumentiert werden. Bei einem derartigen Eintrag wird sofort der entsprechende Reiter gezogen. Dieser signalisiert jetzt den anderen Mitarbeitern, dass in dieser Dokumentationsmappe und bei diesem Bewohner etwas geändert wurde, dass etwas wichtiges vermerkt ist.

Dies bedeutet: Immer wenn im Pflegebericht eine wichtige Nachricht dokumentiert wurde, wird ein bestimmter farbiger Reiter gezogen.

Bevor die Pflegeperson mit der Pflegedurchführung beginnt, kann sie sich anhand der Position der Reiter (gezogen oder nicht gezogen?) einen Eindruck zu Besonderheiten verschaffen. Auch bei der Übergabe kann ein gezogener Reiter signalisieren: »*Hier wurde etwas Wichtiges vermerkt. Hier stehen Informationen, die in jedem Fall weitergegeben werden müssen!*« Wenn die Reiter wirklich konsequent eingesetzt und benutzt werden, kann die Übergabe darauf aufbauen.

> **Bei wichtigen Eintragungen im Pflegebericht wird der entsprechende Reiter gezogen! Es ist darauf zu achten, dass er möglichst nach Informationsweitergabe wieder zurück geschoben wird.**

15.5 Schnittstelle zum Flüssigkeitsprotokoll/ Trinkplan/Bilanzierungsbogen

Der Pflegebericht ist eine Schnittstelle zu dem spezifischen Dokument, das die Flüssigkeitsversorgung, das Trinkverhalten des Bewohners und dessen Vermögen, Flüssigkeit auszuscheiden, darstellt. Während im Flüssigkeitsprotokoll jede Anreichung, jede kleine, einzelne Trinkmenge aufgenommen und dokumentiert wird, kann im Pflegebericht der Verlauf dargestellt werden.

Beispiel: »*Frau M. hat heute 400 ml mehr getrunken als gestern (Gesamtmenge 1800 ml). Bitte weiter alle zwei Stunden Getränke anreichen.*« Oder: »*Herr K. verschluckt sich zunehmend häufiger. Hatte heute drei Hustenanfälle beim Trinken. Aspirationsgefahr! Herrn K. bitte immer in die 90-Grad Oberkörperhochlage zum Trinken bringen.*«

Die Zusammenfassungen im Pflegebericht ermöglichen es so, z. B. bei der Übergabe oder vor der Durchführung einer Pflegemaßnahme, alles Wichtige auf einen

Blick zu erkennen. Wenn die Schnittstelle »Pflegebericht« nicht genutzt wird, muss der Pflegende vor der Übernahme der Pflege alle entsprechenden Dokumente (Pflegebericht, Trinkplan, Lagerungsprotokoll, Ausscheidungsprotokoll) lesen. So aber findet er die wichtigsten Informationen gebündelt.

Im Pflegebericht wird die Zusammenfassung der vielen Einzelangaben aus dem Flüssigkeitsprotokoll vom aktuellen Tag vorgenommen!

15.6 Schnittstelle zum Lagerungsplan

Der Lagerungsplan stellt ähnlich wie das Trink- und Flüssigkeitsprotokoll ein Dokument zur isolierten Darstellung einer bestimmten, isoliert zu sehenden Maßnahme dar. Auf ihm werden die jeweiligen Lagerungen mit Lagerungsposition und ggf. erkennbaren Veränderungen im Hautzustand oder Allgemeinbefinden des Bewohners notiert. Die Zusammenfassung, eine erkennbare Tendenz oder Empfehlungen, die sich aus den beobachtbaren Resultaten ergibt, sollten wieder im Pflegebericht eingetragen werden.

Tabelle 3: Beispiel »Dokumentation im Lagerungsplan«.

Uhrzeit	Position	Beobachtung	Handzeichen
8.00	Linksseitenlage 30 Grad	Keine Hautrötung	AL
10.00	Rechtsseitenlage 30 Grad	Auf der linken Seite leichte Hautrötung, 2 x 2 cm, nach 3 Min. rückläufig	AL
12.00	Rückenlage	Keine Hautrötung, Hautbefund ohne pathologische Kennzeichen	AL
14.30	Linksseitenlage 30 Grad	Rötung am Steiß und an den Schulterblättern. Symptome nur flüchtig, Haut leicht feucht	AL

Dokumentation im Pflegebericht: *»Entstehende Neigung zu Hautrötungen bei Aufliegen der Haut bei Lagerungsintervallen von ca. 2 Stunden. Herr Z. zeigt nach Rückenlage Bildung von Feuchtigkeit auf der Haut. Lagerungsintervalle nicht länger als 2 Stunden, Haut trocken tupfen, ggf. frischen Schlafanzug anziehen.«*

15.7 Schnittstelle zum Fixierungsbogen

Immer wieder geben Fixierungen Anlass zur Klage durch Angehörige: *»Warum ist meine Mutter schon wieder fixiert?«* Im Fixierungsbogen werden die Zeitpunkte für das Anlegen und Entfernen der Fixierung vermerkt. Auch muss die Begründung für die Fixierung aufgezeigt werden, damit deutlich und verstehbar wird, dass es sich bei dieser Maßnahme nicht um ein »einfaches Festbinden« des Bewohners handelt, sondern um eine reflektiert eingesetzte Maßnahme zur Vermeidung von Sicherheitsrisiken. In den Fixierungsprotokollen ist für die beschreibende Begründung jedoch vielfach nur sehr wenig oder sogar gar kein Platz vorhanden. Hier lässt sich der Pflegebericht als ideales Ergänzungsinstrument nutzen. Hier kann der Zustand des Betroffenen, der die Fixierung bedingt ausführlich beschrieben werden.

Im zusammenfassenden Bericht kann dann eine Tendenz in der Notwendigkeit oder eine Entwicklung im Bewohnerverhalten zusammenfassend dokumentiert werden.

Im Pflegebericht wird der Gesamteindruck zu aufgetretenen Sicherheitsrisiken und -einschränkungen des Bewohners, die Anwendung bestimmter Fixierungsmaßnahmen sowie sein Verhalten während und nach der Fixierung dokumentiert.

15.8 Schnittstelle zum Schmerzanalysebogen

Immer noch beklagen Pflegende, dass Menschen mit chronischen oder starken Schmerzzuständen nicht ausreichend analgetisch (schmerzlindernd) versorgt sind und dass kein tolerierbarer Schmerzzustand erzielt wird. An diesem Missstand sind Pflegende nicht selten mitbeteiligt. Durch eine nicht angemessene Schmerzbeurteilung und -beschreibung sieht sich der Arzt zum Teil nicht in die Lage versetzt, die Schmerzsituation nachvollziehbar zu beurteilen und entsprechend dieser begründbar zu medikamentieren. So sind viele Bewohner analgetisch »unterversorgt«.

Aus anderen Bereichen des Gesundheitswesens können hier so genannte Schmerzanalysebögen oder eine visuelle Analogskala (eine Skala, auf der der bestehende, aktuelle Schmerzzustand zwischen 1 für »keine Schmerzen« und 10 für »stärkster, unvorstellbarer Schmerz« eingestuft werden kann) übernommen werden. Hierbei handelt es sich dann um ein Spezialdokument, ähnlich wie beim Fixierungsbogen für entsprechende Fixierungssituation, Flüssigkeits- oder Trinkbogen für die Flüssigkeitsaufnahme etc. Im Schmerzbogen oder mit Hilfe der visuellen Analogskala würde mehrmals am Tag eine Beurteilung stattfinden, im Pflegebericht wäre dann wieder die Zusammenfassung zu beschreiben. (Analyseinstrumente sind bei Schmerzmittel herstellenden Firmen erhältlich.)

15.9 Der Pflegebericht als Vernetzung

Der Pflegebericht ist hiermit gewissermaßen eine Klammer, die die einzelnen »Spezialbögen« zusammenfasst und jeweils die einzelnen Beschreibungen zu einem ganzheitlichen Bild zusammenfügt. In ihm werden alle Einzelheiten aus anderen Dokumenten wie in einem Puzzle geordnet, zusammengefasst, mit den Informationen aus anderen Bögen verbunden und damit die verwendeten Spezialdokumente vernetzt.

Hierzu werden folgende Fragen überprüft:

- Wurden die Leistungen entsprechend der in den Leistungsnachweisen vorgeplanten und ersichtlichen Häufigkeit, Art und Weise, Zeitpunkt und Dauer durchgeführt? (Kontrolle Leistungsnachweise). Wenn dies nicht der Fall ist – Dokumentation im Pflegebericht!
- Haben sich im Zeitraum der Pflege Zustände oder Veränderungen ergeben, die das Ziehen eines Reiters erfordern und die ein besonders intensives Besprechen in der Übergabe erfordern?
- Lässt das Flüssigkeitsprotokoll erkennen, ob es bei der Flüssigkeitsaufnahme spezielle Probleme gegeben hat (»Bewohner lehnt die Flüssigkeitsaufnahme ab«, »kann nur kleine Mengen auf einmal trinken, verschluckt sich wiederholt, wehrt die Flüssigkeitsanreichung ab« o. ä.)? Die zusammenfassende Dokumentation erfolgt im Pflegebericht!
- Konnten die Lagerungen in der vorgeplanten Art und Weise durchgeführt werden? Zeigten sich Hautveränderungen oder andere nennenswerte Veränderungen und Probleme (Abwehrverhalten, Hautrötungen, Bewohner dreht sich immer wieder selbst zurück o. a.)? Die zusammenfassende Dokumentation erfolgt im Pflegebericht!
- Ist die zur Fixierung führende Orientierungsstörung ggf. durch Flüssigkeitsmangel hervorgerufen? (Kontrolle Fixierungsprotokoll – Uhrzeit und Begründung und Flüssigkeitsprotokoll / Trinkbogen – Menge und tageszeitliche Verteilung). Wie oft, wann und womit wurde fixiert? Welches Verhalten zeigt der Bewohner? Die zusammenfassende Dokumentation erfolgt im Pflegebericht.
- Ist eine Verstärkung eines Schmerzzustandes in Verbindung mit einem zu großen Intervall zwischen zwei Lagerungen zu bringen? (Kontrolle Lagerungsbogen – Intervalle und Uhrzeit und Kontrolle Schmerzanalysebogen – Uhrzeit und Ausmaß der auftretenden Schmerzen).

Die Überlegungen des Pflegenden – das kritische Hinterfragen, ob die geplante Pflege für diesen Bewohner geeignet ist; das Prüfen, ob die vorgeplanten Maßnahmen, wie in der Pflegeplanung und in den Leistungsnachweisen ersichtlich, durchgeführt werden können oder ob eine Modifikation erforderlich ist – dieses Hin- und Hergleiten zwischen der Planung und der heutigen tatsächlichen Pflegerealität, zwischen den einzelnen Spezialbögen, der Pflegeplanung und dem Pflegebericht, kann als professionelle Handlung verstanden werden. Hier entsteht eine individuelle, sich stets an den aktuellen Bewohnerbedürfnissen orientierende Pflege, hier entsteht der erkennbare und nachvollziehbare Pflegeprozess. Dieser ist zu dokumentieren.

16. Wie wird mit dem Pflegebericht gearbeitet?

Ein Pflegebericht gehört zum Handwerkszeug der Pflegenden. Vor der Pflege muss sich die aktuell den Bewohner versorgende Pflegekraft über den Zustand und die Entwicklung des Bewohners in der letzten Schicht orientieren. Hierzu werden einerseits die Übergaben durchgeführt. Aktuelle und wichtige Informationen über die verschiedenen Bewohner werden zwischen der übergebenden und der übernehmenden Schicht ausgetauscht. Belanglose Informationen über routinemäßig und geplant durchgeführte Maßnahmen *(»Herr K. wurde wie geplant zur Toilette begleitet«,* oder: *»Frau P. bekam wie immer um 3.00 Uhr zu trinken«)* sind unsinnig und überflüssig.

Die Übergabe sollte sich auf nicht regelhafte, auf besondere und wichtige Informationen beschränken. Als Informationssystem werden hierbei die Reiter benutzt. Bei der Übergabe kann sofort erkannt werden, in welcher Dokumentationsmappe etwas Wichtiges vermerkt ist. Bei einem EDV-System können verschiedene Signalmarkierungen benutzt werden.

Nachdem sich die übernehmende Pflegekraft über den aktuellen Bewohnerzustand informiert hat, wird das Dokumentationssystem sinnvollerweise mit in die Pflege genommen. Jetzt kann während der Pflege überprüft werden, ob bestimmte Beobachtungsparameter kontrolliert werden müssen, ob Abweichungen von der geplanten Pflege notwendig sind. Nach Abschluss der Pflege wird direkt im Pflegebericht dokumentiert. Dabei wird besonders geachtet auf Einträge zu Besonderheiten in der vergangenen Schicht, damit jetzt daran angeknüpft werden kann, auf Abweichungen von der geplanten Pflege (Angabe der Gründe und Art der Abweichung) und auf Empfehlungen für die kommende Schicht.
Steht das Dokumentationssystem im Dienstzimmer sollte möglichst zeitnah dokumentiert werden (siehe auch Kapitel 7.1).

Vor dem Beginn der Pflege den Pflegebericht lesen, möglichst bald nach der Pflege den Pflegebericht schreiben. Den roten Faden aus dem bisherigen Bericht aufnehmen und weiterknüpfen!

16.1 Vorbereitung und Nutzung des Pflegeberichts zu vernetzten Prozessen

Der Pflegebericht ist das ideale Instrument, um in bestimmten Prozessen über ausreichende und qualifizierte Informationen zu verfügen, damit die Versorgung des

Bewohners möglichst angemessen und professionell gestaltet werden kann. Beispiele hierfür werden im Folgenden aufgezeigt.

16.1.1 Bei der Übergabe

Vorausgesetzt, dass im Pflegebericht eine Beschreibung des aktuellen Bewohnerbefindens, möglicherweise aufgetretener Probleme, Veränderungen von Ressourcen, Erreichung von Zielen, Modifikationen durchgeführter Pflegemaßnahmen oder besondere Vorkommnisse dokumentiert sind, kann der Pflegebericht bei der Übergabe genutzt werden. In ihm lassen sich in gebündelter und konzentrierter Form alle wichtigen Informationen finden.

16.1.2 Bei der MDK-Vorstellung

Bei der Begutachtung durch den MDK-Gutachter wird die individuelle Situation des Bewohners und der daraus abzuleitende Grad der Pflegebedürftigkeit bemessen. Insbesondere bei demenziell erkrankten Menschen ist dies kaum allein durch eine Begutachtung, durch einen Besuch bei und einer Untersuchung des Betroffenen möglich, da sich große Unterschiede zwischen einzelnen Tagen und häufig auch starke Tagesschwankungen zeigen. Diese können in der Pflegeplanung auch nur als Möglichkeit der Schwankung aufgezeigt werden. Der Pflegebericht ist das geeignete Instrument, um die jeweilige Tagesform und die für den einzelnen Tag erkennbaren Probleme, Pflegeanforderungen, Pflegezeitbedarfe und ggf. die Erschwernisfaktoren deutlich zu machen.

Bei der MDK-Begutachtung wird der Gutachter darauf hingewiesen, dass er den Zustand des Betroffenen in angemessener Weise nur dann beurteilen kann, wenn er den Pflegebericht einsieht. Lehnt er dieses ab, so klärt die begleitende Pflegekraft den Gutachter darüber auf, dass sie im Pflegebericht dokumentieren wird, dass sie ihn aufgefordert hat, die berichtende Darstellung zu lesen, er dieses jedoch ablehnt. Der Name des Gutachters wird im Pflegebericht mit angegeben.

Im SGB XI § 80 steht zur Begutachtungssituation Folgendes: »*Bei Demenzkranken können Schwankungen im Tagesverlauf auftreten. Einige psychisch kranke Pflegebedürftige sind tagsüber nur relativ leicht gestört, während sie am späten Nachmittag und Nachts unruhig und verwirrt sind. Da das Befinden und die kognitive Leistungsfähigkeit Schwankungen unterliegen können, sind die Angaben von Angehörigen und Pflegenden unentbehrlich*« (Begutachtungsrichtlinie).

Die Aussagen der Pflegenden können durch eine schriftlich fixierte Dokumentation im Pflegebericht erhärtet werden. Insbesondere wenn verschiedene Pflegekräfte an verschiedenen Tagen den Aufwand darstellen, wird eine Begründung für den Mehraufwand ermöglicht.

Folgende Fragen sollten hier geklärt werden:
- Wann zeigt sich ein erforderlicher Mehraufwand?
- Welcher Art sind die Probleme?
- Wie wirken sich diese auf die selbstständige Erfüllung der AEDL aus?
- Wie hoch war und ist der Zeitaufwand zur Durchführung der pflegerischen Hilfestellung und warum?
- Wie reagiert der Betroffene auf seine Defizite und auf die Hilfe?

Im Vorfeld der MDK-Begutachtung sollten diese Fragen schriftlich ausgearbeitet und ggf. ein gesondertes Positionspapier hierzu erstellt werden. Dienlich ist hierbei das Vorliegen der entsprechenden medizinischen Diagnosen durch den Arzt.

16.1.3 Beim Widerspruch gegen eine MDK-Einstufung

Wenn der Gutachter dieser Empfehlung nicht nachkommt und dies schriftlich dokumentiert wurde, lässt sich das Vorgehen des Gutachters als »Jokerkarte« beim Widerspruch nutzen.

Beispiel für eine Formulierung beim Widerspruch: »*Der MDK-Gutachter, Herr N. N., hat sich trotz Aufforderung der betreuenden Pflegekraft, Frau X., den Pflegebericht nicht angesehen. Hier hätte er den realistischen Pflegebedarf und die entsprechenden Pflegemaßnahmen erkennen können, die wegen der starken Tages- und tageszeitlichen Schwankungen allein durch den Besuch beim Bewohner nicht erkennbar sind. Wir beantragen daher eine Überprüfung der Einstufung und senden jetzt die kompletten Unterlagen mit.*«

16.1.4 Bei der Arztvisite

Im Rahmen einer Arztvisite kann der Arzt über den prozesshaften Verlauf bestimmter Probleme durch den Pflegebericht informiert werden:
- Wie entwickelt sich der Bewohner insgesamt?
- Wie entwickeln sich bestimmte Probleme oder Ressourcen?
- Zeigen sich gehäuft auftretende besondere Vorkommnisse?
- Welche Wirkung zeigen verordnete Medikamente?
- Wie entwickeln sich Wunden oder Hautveränderungen, Schmerzen oder andere medizinische Probleme?

Diese Fragen können durch den Pflegebericht beantwortet werden (Voraussetzung ist eine regelmäßige und angemessene Dokumentation).

Am Pflegebericht lässt sich auch erkennen, wann, d. h. in welchem Abstand, zu welcher Uhrzeit oder zu welcher Tageszeit eine Information oder die Anforderung eines Arztbesuches an die Arztpraxis weitergegeben wurde und wann die Reaktion des Arztes stattfand. Hier können Pflegende nachweisen, ob (hoffentlich: dass) sie in angemessener Weise reagiert und die Bedürfnisse des Bewohners professionell vertreten haben. Im Falle einer Angehörigenklage kann die juristische Situation so einwandfrei geklärt werden.

Beispiel: »*21.08.2003/9.00 Uhr – Frau K. ist gestürzt (nähere Beschreibung der Umstände wie in Kapitel 11.4 beschrieben), 9.10 Uhr Dr. B. informiert. 21.08.2003/14.00 Uhr Dr. B. kommt zum angeforderten Arztbesuch.*«

Hier wird deutlich, dass der erst am Mittag stattfindende Arztbesuch nicht durch die verzögerte Meldung der Pflegenden verursacht wurde.

16.1.5 Bei der Pflegevisite

Auch bei der Pflegevisite kann der Pflegebericht wertvolle Informationen geben, die eine evtl. erforderliche Modifikation der Pflegeplanung erkennbar machen sollen.

Bei der Pflegevisite anhand der Dokumentation wird zuerst der Pflegebericht gelesen. Dabei wird der Fokus insbesondere auf die Veränderung von Ressourcen und Problemen, auf erkennbare Zielerreichungen, auf besondere Vorkommnisse, auf das beschriebene Befinden des Bewohners und auf seine Zufriedenheit gelegt.

Die Angaben im Pflegebericht werden nun in Verbindung gesetzt zu den Angaben in den Leistungsnachweisen (Art der Maßnahmen, Häufigkeit) und zu den zugrundeliegenden Angaben in der Pflegeplanung (Hinweis auf den Standard mit Nummer und Bezeichnung oder Angaben zu den W-Fragen der Maßnahmenplanung).

Nun kommen die entscheidenden Fragen:
- War meine Planung angemessen oder gab es wiederholte Abweichungen von der Planung?
- Konnten die Probleme reduziert oder bestehende Ressourcen ausgebaut werden?
- Sind neue Probleme aufgetreten?
- Gab es wiederholt auftretende besondere Vorkommnisse? Wenn ja, wie sahen diese aus und welche Ursachen lassen sich erkennen (Ursachenausschluss in der nächsten Planung bietet die größtmögliche Aussicht auf Erfolg!)
- Wurden Ziele erreicht oder lässt sich eher erkennen, dass die Ziele zu hoch gesteckt waren oder dass der Bewohner die Ziele nicht erreichen möchte?

- Wurden Maßnahmen wiederholt durchgeführt, die nicht vorgeplant waren? Wenn ja, warum und welche waren dies?
- Hat sich der Bewohner während der Pflege wohlgefühlt? War seine beobachtbare Lebensqualität angemessen hoch?

Der Pflegebericht als Spiegel der realistischen Ist-Situation an jedem Tag wird damit zur Grundlage für die nächste Planung. Die hier erkennbaren Beschreibungen müssen grundlegend für eine gleichbleibende Aufrechterhaltung, Veränderung der bestehenden Planung, Neuplanung vorher nicht vorhandener Probleme oder sogar für die Aufhebung von Maßnahmen sein.

Der Pflegebericht ist hier als eine Aussichtsplattform zu sehen. Auf diesem Punkt stehend, wird der zurückgelegte Weg betrachtet, seine Eignung hinterfragt, der in der nahen Zukunft zurückzulegende weitere Weg (hier wieder nach unten) auf sei-

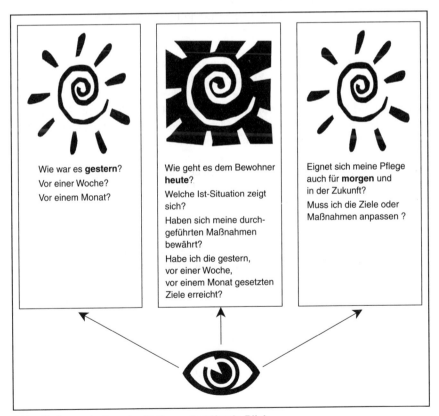

Abb. 18: Der zwischen den Zeiten schweifende Blick.

ne Eignung überprüft und ggf. ein Alternativweg gesucht. Dabei wird das Ergebnis, das der noch zu begehende Weg erbringen soll, quasi vorweggenommen (*»Das will ich erreichen, so soll es sein ...«*) Der Blick geht also immer in die Zukunft und ist auf eine möglichst gute Entwicklung gerichtet. Er wendet sich nicht nur zurück und ist einseitig auf Vermeidung erkennbarer Defizite und Fehler gerichtet.

16.1.6 Bei Beschwerden von Angehörigen

Immer häufiger kommt es zu Klagen und Beschwerden durch Angehörige. Sie leiden oft an einem schlechten Gewissen (schließlich wollte die Mutter nie ins Heim, sie hat ihre eigenen Eltern zu Hause gepflegt und wäre auch gerne zu Hause bis zu ihrem Tod betreut worden) und unter der Nicht-Durchschaubarkeit der Prozesse in der Einrichtung. Damit sie vor sich selbst bestehen können, müssen sie nun gut aufpassen, *»dass es Mutter gut geht, dass ihr nichts passiert ...«* Mit wachen Augen überprüfen sie alles in der Einrichtung und sind stets auf der Suche nach erkennbaren Defiziten (Phänomen: Sich selbst aufbauen durch Abbau von anderen). Sie passen auf ...

Erkennen sie nun scheinbar nicht erklärbare Zustände oder wird etwas nicht genau so gemacht, wie sie es gewünscht haben, ist der Anlass zur Beschwerde gegeben.

Beispiele: »Mutter« soll bis 16.00 Uhr im eigenen Lehnstuhl sitzen. Sie soll morgens angezogen werden, ihr Frühstück dann in diesem Stuhl einnehmen und dort, mit kleinen Abwechslungen sitzen bis nachmittags. Dies ist zunächst die Planung.

Die Pflegenden erkennen jedoch immer wieder, dass sich »Mutter« ab 13.00 Uhr kaum noch auf dem Stuhl halten kann. Mal kippt sie fast mit nach vorn geneigtem Oberkörper aus dem Stuhl, mal fallen ihr die Augen zu und sie neigt sich gefährlich zur Seite.

Zu dieser Zeit will »Mutter« auch nicht spazieren gehen oder mit den anderen in der gemütlichen Ecke im Flur sitzen. Sie ist einfach nur müde. Die Pflegenden legen »Mutter« daher bei Auftreten dieser Symptome immer auf oder ins Bett. Dort schläft »Mutter« bald ein.
Kommt die Tochter dann immer gegen 13.30/14.00 Uhr, liegt »Mutter« immer nur im Bett. Die Tochter beschwert sich. Was soll werden, wenn Mutter immer nur im Bett liegt? Sind die Pflegenden zu faul, um Mutter aus dem Bett zu holen? Das kann doch wohl nicht wahr sein! Nach Tagen endloser Wut, gemischt mit Traurigkeit, macht sich die Tochter auf zur Pflegedienstleitung. Dort beschwert sie sich über die »unhaltbaren« Zustände im Wohnbereich, indem man sich um »Mutter« gar nicht kümmert.

Die Pflegedienstleitung holt die Dokumentationsmappe. Im Pflegebericht steht Folgendes:

11.03.2003 – 13.00 Uhr: Frau M. sitzt schlafend im Sessel. Ihr Oberkörper ist stark nach vorne gebeugt. Sie droht aus dem Sessel heraus zu fallen. Bei Nachfrage gibt sie an, sehr müde zu sein und ins Bett zu wollen, habe beim Zu-Bett-gehen geholfen.

12.03.2003 – 13.15 Uhr: Frau M. fragt, ob ich sie ins Bett bringen kann. Sie fühlt sich sehr müde und kraftlos. Habe beim Hinlegen geholfen.

13.03.2003 – 12.50 Uhr: Frau M. liegt mit dem Oberkörper quer über der Armlehne des Sessels, halb verdreht. Habe sie geweckt. Sie sagt, sie kann nicht mehr sitzen, sie ist zu kraftlos. Hilfe beim zu Bett gehen.

Die Pflegedienstleitung lässt die Tochter die Berichte lesen und fragt: »Wie würden Sie entscheiden, wenn Sie Ihre Mutter so vorfinden? Geben Sie uns einen Rat! Wir können gut verstehen, dass Sie sich Sorgen um Ihre Mutter machen und sich fragen, ob es ihr bei uns auch gut geht. Wir bemühen uns hier immer, die Bedürfnisse des Menschen in den Mittelpunkt unser Handlung zu stellen, wir sind jedoch auch bereit, ihre Vorstellungen einzubeziehen.«

Die Tochter kann nun die Situation verstehen und die Tatsache, dass im Pflegebericht mehrere verschiedene Pflegende dokumentiert haben, der Zustand von »Mutter« aber in der Mehrheit der Tage ähnlich ist, lässt eine gewisse Objektivität vermuten. Ohne den Pflegebericht wäre der Nachweis und die Darstellung der Situation nicht möglich und die Tochter könnte der Einrichtung nur schwer entkräftbare Vorwürfe machen.

16.1.7 Bei juristischen Fragestellungen

Eine weitere, in der Zukunft zunehmend wichtiger werdende Bedeutung des Pflegeberichts, ist die dort erkennbare Dokumentation der Vorgänge, der Nachweis pflegerischer Leistungen als Antwort auf auftretende Probleme, die Darstellung professionellen Handelns. Immer häufiger werden juristisch geführte Prozesse angestrebt. Angehörige sehen die Bedürfnisse ihrer pflegebedürftigen Eltern verletzt, vermuten eine unzureichende oder unqualifizierte Betreuung und Versorgung; Kranken- und Pflegekassen fordern zum Nachweis einer professionellen Pflege zur Vermeidung von Pflegefehlern auf.

Immer sind es hier die Pflegenden, die den Nachweis erbringen müssen, dass sie entsprechend geeignete Maßnahmen erbracht haben und dass Professionalität die Grundlage ihrer Entscheidungen und ihres Handelns aufweist.

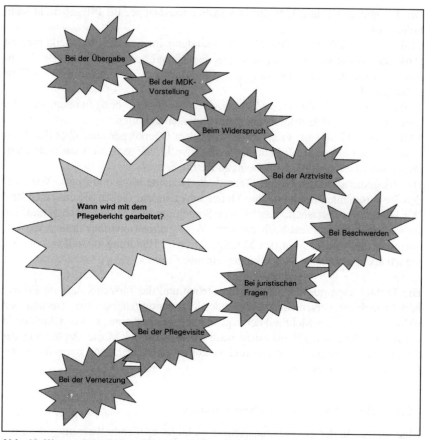

Abb. 19: Wann wird mit dem Pflegebericht gearbeitet?

Zu diesem Zweck kann der Pflegebericht eingesetzt werden. Zeigt der Bereich auf, dass reflektiertes Verhalten, der Einsatz professioneller Maßnahmen als Reaktion auf auftretende und erkennbare Probleme, die Weiterleitung von nicht pflegerischen Problemen an die anderen Mitglieder des interprofessionellen Teams stattgefunden hat, wird der Nachweis möglich.

Beispiel: Die Pflegenden erkennen, dass Frau R. in den letzten 3 Monaten 7 kg Körpergewicht abgenommen hat. Laut BMI bewegt sie sich damit auf die Entstehung eines Untergewichts zu. Zur Zeit wird sie mit 2 Flaschen Sondenkost (je 500 kcal) versorgt. Wegen starker Schluckstörungen und bereits mehrfach vorgekommener Aspiration darf sie oral keine Nahrung zu sich nehmen.

Die Pflegenden informieren den Hausarzt. Laut BMI mit Berechnung des Energiebedarfs benötigt die Bewohnerin mindestens 3 Flaschen der Sondenkost, zum Aufbau von Körpermasse sogar 4 Flaschen. Sie geben die Gewichtsveränderungen durch und fordern ein Rezept für die Sondenkost an. Eine höhere Verordnung wird vom Arzt abgelehnt.

Die Pflegenden informieren den Arzt darüber, dass sie den Vorgang (Information an den Arzt, Anforderung von 2000 ml/2000 kcal Sondenkost, Ablehnung durch den Arzt mit folgender Begründung etc.) im Pflegebericht dokumentieren.

Bei Vorwurf einer Nahrungsunterversorgung können die Pflegenden nun nachweisen, dass sie alle in ihrem Bereich möglichen Schritte unternommen haben, dass der Misstand durch die Reaktion des Arztes bedingt ist.
Vor Gericht gilt der Grundsatz: Was nicht dokumentiert ist, gilt als nicht gemacht!

Nur das schriftlich dokumentierte kann als Nachweis eingesetzt werden!

17. Beobachtungsparameter:
Wie und was soll beobachtet werden?

Unter Beobachtungsparameter versteht man verschiedene Möglichkeiten und Verfahren, Zustände zu bemessen und zu beurteilen. Immer gehen diese Verfahren mit einer Beobachtung einher, d. h. es wird gezielt ein Vorgang oder ein Ergebnis bewertet.
Prinzipiell gibt es zwei unterschiedliche Verfahren:
• Objektive Beobachtungsparameter
• Subjektive Beobachtungsparameter

17.1 Objektive Beobachtungsparameter

Objektive Beobachtungsparameter sind solche, die mit Messinstrumenten zu bewerten sind. Die Ergebnisse können als objektiv angesehen werden, da die Geräte so eingestellt sind, dass sie – unabhängig von der messenden Person – die gleichen Werte erzeugen. In der Erhebung der Bewertungsergebnisse sind diese Verfahren also objektiv, in der Bewertung der erhobenen Ergebnisse können jedoch bei verschiedenen Menschen unterschiedliche, also subjektive Resultate entstehen.

Beispiel: Der Blutdruck – mit einem Blutdruckmessgerät von verschiedenen Menschen gemessen – dürfte zu einem festgelegten Zeitpunkt annähernd die gleichen Werte ergeben. Ob diese jedoch als »normal«, »zu hoch« oder »zu niedrig« eingestuft werden, hängt von den Normvorstellungen der bewertenden Person ab. Im Pflegebericht ist es daher sinnvoll, solche interpretationsfähigen Begriffe durch Angabe der Werte in einer objektiven Form zu ersetzen: RR 150/80 mm/HG ist ein Wert, der genau angibt, was ist – und nicht, was sein könnte.

Als objektive Beobachtungsparameter stehen z. B. zur Verfügung:
• Blutdruck
• Puls
• Temperatur
• Atemzüge pro Minute
• Urinausscheidung in ml/24 Stunden
• Stuhlausscheidungsfrequenz
• Größen- und Tiefenangaben für Wunden
• erkennbare Beimengungen in Sputum, Urin, Stuhl, Erbrochenem etc.

Immer lauten die Fragen, die hinter diesen Beobachtungsparametern stehen: Wie viel? Wie oft? Wie lange? Wie hoch? Wie tief? Wie schwer? Wann? Evtl. wodurch?

17.1.1 Messinstrumente

Als geeignete Messinstrumente zur Analyse von Beobachtungsparametern gelten z. B.:

- Blutdruckmessgerät
- Fieberthermometer
- Blutzuckermessgerät
- Uhr mit Sekundenzeiger
- Messbecher mit ml-Angabe
- Protokolle zur Erfassung quantitativer (mengenmäßiger) Daten
- EKG
- Waage zur Bestimmung des Körpergewichts

17.2 Subjektive Beobachtungsparameter

Unter subjektiven Beobachtungsparametern werden solche verstanden, die unter Mitwirkung der Gefühlsebene erhoben werden. Ihnen liegen Empfindungen, wahrgenommene Gefühle, Schätzungen, »Beurteilungen aus dem Bauch« zu Grunde. Derartige Erhebungen lassen sich nicht von einem Beurteilenden ohne weiteres auf einen anderen übertragen. Immer bringt die bewertende Person bei der Bewertung ihren eigenen derzeitigen Bewertungshorizont, ihre eigene augenblickliche Stimmungslage mit ein. Dieses Phänomen kennen wir alle. Nach einer wegen Zahnschmerzen durchwachten Nacht beurteilt man am Morgen alles »schwärzer«. Da reicht schon ein wenig Kritik und die ganze Welt geht gleich unter. An einem besseren Tag würde die Kritik vielleicht gar nicht stören.

Subjektive Beobachtungsparameter werden in der Pflege dann gefährlich, wenn sie nicht als subjektiv kenntlich gemacht werden. Wenn dort nicht steht: »*Meiner Meinung nach ist* ...«, sondern: »*Frau K. ist* ...« Im letzteren Fall wird der Zustand von Frau K als Tatsache festgeschrieben; die Gefahr der Übernahme durch die anderen Pflegenden ist groß.

Subjektive Beobachtungen haben aber auch ihren Wert und ihre Bedeutung. Jeder Pflegende nimmt den einzelnen Bewohner evtl. unterschiedlich wahr. Der Austausch und die gemeinsame Diskussion der jeweils wahrgenommenen Stimmungen kann bei der Erstellung eines möglichst ganzheitlichen Bildes über den Bewohner helfen.

17.2.1 Die Sinnesorgane als Messinstrumente

Der Einsatz der Sinnesorgane kann helfen, aus allzu subjektiven Einschätzungen nachvollziehbare und wenigstens teilweise objektive Daten zu machen. Von Natur aus besitzt jeder Pflegende diese kostbaren Messinstrumente. Folgende Fragen können hilfreich sein:

- Was **sehe** ich? (Größe, Aussehen, Tiefe, Beschaffenheit von Wunden, Verhalten von Bewohnern, Prozessabläufe, Ergebnisse etc.)
- Was **höre** ich? (Atemrasseln oder normale Atemgeräusche, Geräusche von Darmbewegungen, Schreien, lautes Schimpfen, Stilles in sich gekehrt sein, schlurfende Schritte etc.)
- Was **rieche** ich? (Schweißgeruch, Uringeruch, Acetongeruch, Geruch von Erbrochenem oder Stuhl, Geruch von fauligem Gewebezerfall bei tumorös zerfallendem Gewebe, den typischen Geruch einer Wundinfektion mit bestimmten Krankheitserregern etc.)
- Was **fühle** ich? (Temperatur der Haut, trockene Hautbeschaffenheit, exsikkierte Haut, die sich von der Unterfläche abheben lässt und sich nicht wieder zurückzieht, Nässe im Bett oder an der Wäsche etc.)

Bei der Beschreibung derartiger Beobachtungen verpflichtet sich die betreffende Pflegekraft gleichzeitig, ihre Beobachtungen reflektierend zu überprüfen und diese dann so zu beschreiben, dass die anderen Pflegenden die Einträge nachvollziehen und ihre eigenen Beobachtungen daran anschließen können. Der Grad der Nachvollziehbarkeit eines Phänomens hängt von der Qualität der Beschreibung ab.

17.3 Einzelbeobachtungen

Zunächst einmal beobachtet und dokumentiert jeder Pflegende für sich selbst. Der eigene, vereinzelt und isoliert stehende Eindruck wird durch die hier und jetzt beobachtende und bewertende Pflegekraft vorgenommen. In der Situation muss sie allein entscheiden, welche Beobachtungen sie durchführt, wie sie die gewonnenen Ergebnisse verwertet und wie und was sie im Pflegebereich beschreibt.

Folgende Fragen wird sie stellen:
- Was erkenne ich?
- Wie bewerte ich meine Feststellung?
- Muss ich Verfahren zur objektiven Messung meiner Beobachtung durchführen (z. B. Blutdruck-, Puls-, Blutzuckerkontrolle)?
- Wie dokumentiere ich die Ergebnisse? Liste ich sie nur auf oder versuche ich, ursächliche und bedingende Faktoren zu klären und das beobachtete Phänomen damit gleichzeitig in einem prozesshaften Zusammenhang zu sehen?

17.4 Vernetzung von Beobachtungen (Kumulation, Konstruktion und Interdependenz)

Erst in der Diskussion, in der Weitergabe während der Übergabe oder auch im schriftlich festgehaltenen Appell an die übernehmenden Mitarbeiter, das beschriebene Phänomen weiter zu beobachten und zu dokumentieren, wird aus einzelnen Puzzlesteinen ein ganzes Bild. Die verschiedenen Eindrücke fügen sich wie die Puzzleteile zu einem Gesamteindruck zusammen. Es kommt zur **Konstruktion.**

Unter **Konstruktion** ist die Erstellung eines Gesamtbildes zu verstehen. Wie bereits eben aufgeführt werden die einzelnen Puzzleteile, die einzelnen Beobachtungen zu einem Gesamtbild zusammengefügt. Es entsteht ein ganzheitlicher Eindruck. Dieser Eindruck kann zum einen auf eine Pflegeperson bezogen sein. Beobachtet sie den Betroffenen über mehrere Tage und in verschiedenen Bereichen, so fügen sich die einzelnen Kriterien wie Teile eines Puzzles zu einem Bild. Aus vielen Einzelteilen entsteht ein Ganzes.

Die Konstruktion kann sich aber auch auf das Team beziehen: In der Diskussion während der Übergabe wird aus vielen einzelnen Bildteilen über einen Bewohner ein gemeinsames Bild, das die vielen verschiedenen Perspektiven zu vereinen versucht. Hilfreich ist hier die Frage: Wie seht Ihr (anderen) den Bewohner? Welche Eindrücke bestehen außerhalb meiner eigenen Beobachtung?

Dabei kumulieren die Eindrücke, d. h. möglicherweise werden von verschiedenen Pflegenden, zu verschiedenen Tageszeiten und in verschiedenen Schichten ähnliche Eindrücke und Messergebnisse gewonnen und beschrieben. Der eigene einzelne Eindruck wird somit durch die Eindrücke der anderen Mitarbeiter bestätigt und bestärkt. Diese Anhäufung ähnlicher oder gleichartiger Eindrücke kann als Kumulation angesehen werden, die auch eine Verstärkung in Richtung auf eine mögliche Objektivität erlaubt.

Als dritter Punkt erlaubt eine intensive Beobachtung eine interdependente Wirkung. Unter **Interdependenz** versteht man eine sich gegenseitig verstärkende oder abschwächende Wirkung eines Beobachtungspunktes auf andere. Beobachtungen in einem Feld haben immer auch Auswirkungen in einem anderen. Festgestellte Veränderungen führen so zu überprüfenden Fragestellungen in einem anderen Bereich.

Beispiel: Der Pflegende erkennt eine erstmalig auftretende Orientierungsstörung. Er überprüft, ob dieser Zustand ggf. mit einer Exsikkose, mit einer unzureichenden Flüssigkeitszufuhr, ursächlich in Verbindung steht. Hierzu kontrolliert er das Trinkprotokoll. Gleichzeitig kontrolliert er den Blutdruck und den Blutzucker. Der gemessene Blutdruck zeigt einen Wert von 180/120 mm/Hg. Der Pflegende prüft, ob die Einnahme der Antihypertensiva regelrecht erfolgt ist. Er erkennt, dass die Medikamente immer noch im Medikamentenschälchen liegen, obwohl es bereits fast Mittag ist. Hieraus schließt er, dass in den kommenden Tagen die selbstständige Tabletteneinnahme durch die Bewohnerin zu überprüfen ist und die Medikamente ggf. durch das Pflegepersonal angereicht werden müssen. Diese Erkenntnis wird als Empfehlung an die nächsten Pflegenden als Eintrag im Pflegebericht weitergegeben.

Diese Überlegungen werden alle im Pflegebericht dokumentiert – es lässt sich der Pflegeprozessverlauf erkennen.

18. Formulierungshilfen –
Beispiele für bestimmte Situationen

Formulierungen werden vielfach als eines der Hauptprobleme von Pflegenden angesehen: »*Wie schreibe ich es, damit es der andere versteht und es auch als das erkennt, was ich gemeint habe, was ich ausdrücken wollte?*« Es ist oft nicht einfach, die Worte so zu wählen, dass der Inhalt unmissverständlich ist. »*Die Sprache ist die Quelle aller Missverständnisse*«, sagte schon der französische Schriftsteller *Antoine de Saint-Exupery*, an dieser Erfahrung hat sich nichts geändert. Sprache ist immer mehrdeutig. Das macht es so schwer, sich eindeutig und unmissverständlich auszudrücken.

Hoffnung machen kann hier die Erfahrung all derjenigen, die sich im sprachlichen Ausdruck, in der Formulierung von Zuständen und Entwicklungen schon geübt haben. Es wird immer einfacher. Nach einiger Zeit sind im Gehirn Formulierungshilfen abgespeichert, die dann unproblematisch und schnell abgerufen werden können.

18.1 Formulierungshilfen bei wechselnden Situationen/Zuständen/Pflegezeiten

- *Immer häufiger zeigt sich, ...*/*immer häufiger tritt ... auf* (wie oft im Durchschnitt?)
- *Immer seltener zeigt sich, ...*/*immer seltener tritt ... auf* (wie oft im Durchschnitt?)
- *Je nach Tageszeit zeigt sich, ...*/*je nach Tageszeit tritt ... auf* (zu welcher Tageszeit zeigt sich was?)
- *Je nach Tagesform/Befindlichkeit zeigt sich, ...*/*je nach ...* (was zeichnet die Form aus, die zu ... führt?) *Tagesform/Befindlichkeit tritt auf ...*
- *Je nach Stimmungslage zeigt sich, ...*/*tritt ... auf* (was zeichnet die Stimmungslage aus, die zu ... führt?)
- *Es wird weniger Zeit benötigt, wenn ...* (welcher Zustand ist gemeint? Zustand beschreiben!)

Diese Beschreibungen finden sich bevorzugt bei der Ressourcen- und Problembeschreibung in der Pflegeplanung. Im Pflegebericht muss dann konkret die Situation beschrieben und ggf. verursachende Faktoren aufgezeigt werden:
- *Heute zeigte sich ein gehäuftes Auftreten von ... Insgesamt 6 x musste Frau U* ...

- *Frau U. konnte heute die Körperpflege nicht durchführen, weil ...*
- *45 Minuten für die Körperpflege benötigt, weil Herr J. immer wieder zwischendurch weglaufen wollte.*
- *Heute im Frühdienst nur 2 x gelagert. Frau Ö. litt unter Übelkeit, wollte auf dem Rücken liegen bleiben, lehnte häufigere Lagerungswechsel ab.*

18.2 Formulierungshilfen bei erhöhtem Pflegezeitaufwand

(Begründung für die Notwendigkeit der differenzierten Eintragung siehe Kapitel 16.1.3)
- Eintrag in der Pflegeplanung: *Es wird mehr Zeit benötigt, wenn, ...* (Zustand beschreiben!)
- Eintrag im Pflegebericht: *Heute ... Minuten benötigt für die Körperpflege. Mehraufwand erforderlich, weil Frau ...* (folgendes Verhalten/Problem) *zeigte.*
- *Insgesamt 45 Minuten für das Anreichen der Mahlzeit benötigt, weil Herr ... beim Anreichen immer wieder weglaufen wollte.*

18.3 Formulierungshilfen bei langfristig gleichbleibenden Zuständen

Bei langfristig gleichbleibenden Zuständen wird die Entwicklung der Ressourcen- oder Problemsituation, der Grad der Zielerreichung oder die Befindlichkeit des Bewohners geschildert. Insbesondere auch positive Situationen sind zu vermerken (nicht nur negativ anmutende Veränderungen). Sie belegen, dass die bisherige Pflege sinnvoll und richtig ist und ihre Wirkung zeigt.

Beispiele:
- *Frau ... fühlt sich nach dem Bad nach eigenen Angaben sehr wohl. Im warmen Wasser kann sie entspannen und ihre Schmerzen lassen nach.*
- *Herr ... hat heute nicht nur Gesicht und Hände selbst gewaschen, sondern konnte nach Anleitung auch die Oberarme pflegen.*
- *Frau ... hat heute das erste Mal an einer Gruppengymnastik teilgenommen. Nach anfänglichen Problemen, sich in die Gruppe einzufügen, fand sie die anderen Bewohner dort sehr nett und möchte auch nächste Woche dort hin gebracht werden.*

In der Pflegeberichterstattung geht es nicht darum, immer nur spektakuläre, von der Normalität stark abweichende Zustände und Situationen zu beschreiben. Vielmehr sind es oft die kleinen Veränderungen oder (z. B. bei dementen Menschen) das gelungene Beibehalten einer Leistung. Diese Erfolge sind zu dokumentieren, denn sie belegen die Auswirkung der professionellen Pflege. In Intervallen sollte die Entwicklung eines Problems oder Phänomens beschrieben werden.

19. Implementierung einer angemessenen Pflegeberichterstattung

Wie kann eine Einrichtung die Entwicklung von einer vielleicht noch unzureichenden Pflegeberichterstattung zu einer angemessenen bewältigen? Welche Strukturen sind zu organisieren, welche Prozesse zu ermöglichen und umzusetzen? Die gründliche Planung eines solchen Prozesses ist unabdingbar, soll als Ergebnis eine professionelle, prozessdarstellende und bewohnerorientierte Pflegeberichterstattung das Ergebnis sein.

Hierzu kann der PDCA-Kreislauf, der von *Deming* erstmals beschrieben wurde (siehe Seite 35), genutzt werden. Er stellt ähnlich wie der Pflegeprozesskreislauf einen ständig wiederkehrenden Zyklus von Planung (P), Durchführung (D), Analyse-Check (C) und daraus resultierender Aktion (A) dar. Hierdurch ermöglicht er eine permanente Adaptation an das stets neu zu formulierende Ziel unter Berücksichtigung der bei der jeweiligen Evaluation (C) gewonnenen Ergebnisse. Wichtig ist eine genaue Projektplanung, die die einzelnen Ziele, Schritte (Maßnahmen), Zuständigkeiten und Zeiträume festlegt.

19.1 Zielbeschreibung

Vor jeder Prozessplanung ist eine möglichst genaue Zieldefinierung erforderlich. Ohne ein bestimmtes Ziel vor Augen zu haben, wird man überall ankommen, aber nicht unbedingt dort, wo der Weg hinführen sollte.

Das Ziel beschreibt eine vorweggenommene Ist-Situation. Es darf keine Begriffe enthalten, die auf eine Prozesshaftigkeit hinweisen (kein »*sollte*«, »*soll lernen*«, »*soll sich verbessern*«, »*soll angemessener werden*« etc.). Zur Zielformulierung wird gedanklich der Standpunkt eingenommen, der in einer bestimmten Prozessphase zu erreichen ist. Wie sieht dieser Punkt aus? Was führt der Mitarbeiter oder das Team dort aus? Was ist dann umgesetzt?

Ziele beinhalten immer Begriffe einer vorweggenommenen Ist-Situation:
- … *ist umgesetzt* (genau das Ergebnis der Umsetzung eines Prozessschrittes beschreiben!)
- … *wird vollzogen* (genau sagen, was gemacht wird!)
- … *lässt erkennen* (genau aufführen, was ersichtlich ist!)
- … *ist nachweisbar* (genau sagen, was wie nachgewiesen wird!)
- … *zeigt folgende Merkmale* (genau sagen, wie die Situation aussieht, was das Ergebnis ausmacht!)

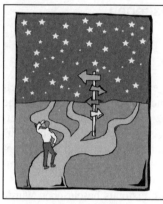

Was ist das Ziel?

Was wollen wir erreichen?

Wie genau sehen Zwischenziele aus?

Abb. 20: Was ist das Ziel?

Es ist sinnvoll, ein Endziel mit einem festgelegten Zeitpunkt zu formulieren, damit im Bewusstsein der Beteiligten verankert wird, dass der Prozess der Umsetzung nicht ewig dauern soll und nicht der Weg selbst das Ziel ist.

Da dieses Ziel jedoch häufig nicht in kurzer Zeit erreichbar ist, werden Unterziele, so genannte Nahziele formuliert. Auch diese sind jeweils mit einem Datum zu versehen.

Es wird im Ziel festgelegt, was wann wie erreicht sein soll.

19.2 Prozessplanung

Bei der Prozessplanung werden die einzelnen Phasen und die darin erforderlichen Schritte genau geplant. Hier eignen sich Protokolle, wie sie bei der Projektarbeit genutzt werden, da in diesen festgelegt wird, wer macht was wann wie, womit, ggf. mit wem? Hier bleibt kaum etwas dem Zufall überlassen. Alle beeinflussenden Faktoren werden im Vorfeld überlegt, die einzelnen Schritte genau geplant. Nur wenn alle Beteiligten wissen, welche Rolle sie in diesem Prozess haben und wie diese umgesetzt werden soll, besteht eine Chance auf eine angemessene Zielerreichung.

Projektplanung!

Wer macht? (konkreter Name)	Was? (genau sagen, was gemacht werden soll)	Wann? oder Bis wann?	Wie?	Womit? (Material, personelle?)	Wann wird wie und durch wen evaluiert?

Abb. 21: Projektplanung.

19.2.1 Schulung

Ehe nun mit der Gestaltung und Umsetzung des Prozesses durch den einzelnen Mitarbeiter begonnen werden kann, ist häufig eine Schulung, ein Seminar oder eine Informationsveranstaltung durchzuführen. Viele der derzeit in stationären Alteneinrichtungen tätigen Mitarbeiter haben vor langer Zeit ihre Ausbildung absolviert und verfügen über keine oder nur sehr geringe Kenntnisse zum Pflegeprozess. Die wenigen, die entsprechende Qualifikationen besitzen, können bei den heutigen Arbeitsanforderungen kaum die Zeit aufbringen, die anderen Mitarbeiter zu schulen und deren Lernprozess zu begleiten. Es fehlt ihnen auch häufig an einer entsprechenden pädagogischen Vorbildung (etwas selber machen können, bedeutet nicht zwingend, es anderen vermitteln zu können).

Es ist daher sinnvoll, zunächst allen einen gleichen Informationsstand zu ermöglichen. Hierzu eignen sich eine Inhouse-Veranstaltung, da so in kurzer Zeit alle Mitarbeiter erreicht werden können.

Eine solche Schulung sollte folgende Kern-Inhalte aufweisen:
• Die Bedeutung des Pflegeberichts
• Die Rolle des Pflegeberichts im gesamten Pflegeprozess
• Anforderungen an eine professionelle und angemessene Pflegeberichterstattung

- Inhalte des Pflegeberichts
- Die Zusammenarbeit mit anderen Pflegenden und Mitarbeitern des interdisziplinären Teams im Pflegebericht (Prozesshaftigkeit)
- Organisation der Pflegeberichterstattung
- Mögliche Probleme bei der Pflegeberichtführung
- Lösungsstrategien

Wichtig sind insbesondere die beiden letzten genannten Schulungspunkte. Häufig wird reine Theorie vermittelt. In der Praxis stoßen die Mitarbeiter dann auf Probleme, können diese nicht selbstständig lösen und kapitulieren vor der Anforderungssituation. So werden alle Anstrengungen bald fallen gelassen.

Probleme, die vorher bereits angesprochen werden und für die in der Gruppe gemeinsam Lösungsansätze erarbeitet werden, führen seltener zur Überforderung. Der Teilnehmer erkennt, dass auftretende Probleme möglich sind, dass diese aber auch lösbar sind.

Zum Abschluss des Seminars sollte ein vorliegender Pflegebericht gemeinsam (Trainer und Teilnehmer) auf vorhandene positive und optimierungsfähige Bereiche überprüft werden.

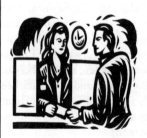

Gemeinsame Überprüfung von Pflegeberichten
- Was erkenne ich? Was erkennst Du?
- Wo hat unsere Pflege eine gute Wirkung gezeigt?
- Wo lässt sich professionelles Handeln erkennen?
- Sind die Abstände zwischen den Eintragungen in Ordnung?
- Schätze ich das … richtig ein oder gibt es eine andere Ansicht?
- Sind alle Eintragungen so, dass sie nachvollziehbar sind?
- Verstehen wir das gleiche?
- Wo können wir noch besser werden?
- Und viele andere Fragen

Abb. 22: Gemeinsame Überprüfung eines Pflegeberichts.

19.2.2 Evaluation von Pflegeberichten in angeleiteten Kleingruppen

Nach der Evaluation des »Prototyps« Pflegebericht in der Seminargruppe werden nun in Kleingruppen mit zwei bis vier Teilnehmern Pflegeberichte überprüft. Hierzu eignen sich die eigenen Dokumentationsmappen aus der Einrichtung. So findet das Lernen praxisorientiert statt und bezieht die Arbeitswelt der Lernenden mit ein. In dieser Phase sind die Teilnehmer bereits selbst hochaktiv. Sie erhalten lediglich Unterstützung durch den Leiter der Gruppe.

Zunächst kann die Evaluation frei, d. h. ohne strukturierenden Fragebogen, erfolgen. Es zeigt sich in der Praxis jedoch häufig, dass vielen Mitarbeitern die Überprüfung leichter fällt, wenn sie einen Fragebogen oder eine Checkliste haben, auf der die wichtigsten Überprüfungskriterien aufgelistet sind.

19.2.3 Meta-Evaluation in der Lerngruppe

Hierunter wird eine Evaluation der Ergebnisse der vorgenommenen Überprüfungen verstanden. Dabei steht jedoch nicht das Ergebnis oder die vorgefundene Qualität des Pflegeberichts im Vordergrund, sondern das Ergebnis der Prozesses der Überprüfungen.

Folgende Fragen können hilfreich sein:
- Welche Erfahrungen hat der einzelne Teilnehmer im Prozess der Überprüfung gemacht?
- Welche Kompetenzen erkennt der Teilnehmer bei sich selbst für die Gestaltung der Überprüfung?
- Welche Kompetenzen fehlen noch?
- Welche Probleme gab es bei der Überprüfung des Pflegeberichts?
- Was hat Schwierigkeiten bereitet?
- Welche Lösungen hat der einzelne Teilnehmer, welche Lösungen haben alle Teilnehmer gemeinsam in der Gruppe gefunden (soziales Lernen)?
- Welche Probleme könnten auftreten, die in der Gruppe nicht vorhanden waren, die aber möglich sind? Welche Lösungen gibt es für diese Probleme?
- Welche Möglichkeiten einer Prozessausführung sind zu erkennen? Das Ziel dieser Maßnahme ist es, weiterführende Hilfen in der Teilnehmergruppe zu erarbeiten.

Die Meta-Evaluation wird durchgeführt, um ggf. Defizite in den vorhandenen Strukturen zur Überprüfung oder in der anschließenden Strategie der Überprüfung zu verbessern.

19.2.4 Evaluationsgespräche im Dialog zwischen dem Pflegenden und dem Berater

Möglich ist auch die gemeinsame Evaluation zwischen einem Pflegemitarbeiter und einem Berater. Bei dieser Form lernt der einzelne Teilnehmer in hochkonzentrierter Form, kann seine individuellen Fragen und Probleme ansprechen und erfährt im gemeinsamen Gespräch eine individuelle Beratung. Positiv wirkt sich hierbei ein motivationsförderndes Verhalten des Beraters aus. Dieser stellt die bereits erkennbaren positiven Resultate in den Vordergrund. In einer angeleiteten Selbstreflektion soll der Teilnehmer die im Pflegebericht erkennbaren optimierungsfähigen Punkte möglichst selbst herausfinden. Hierzu stellt der Berater Hintergrundfragen und versucht den Teilnehmer darin zu unterstützen, selbst des Rätsels Lösung zu finden.

19.2.5 Vorstellung eines Pflegeberichts im Teamgespräch als Fallbesprechung

Bei der Fallbesprechung handelt es sich um einen Lernprozess, bei dem gewissermaßen der Pflegebericht eines Bewohners unter Berücksichtigung auch der zugrundeliegenden Pflegeplanung und der Leistungsnachweise in der Gruppe bearbeitet und besprochen wird. Ein Teilnehmer stellt die entsprechenden Unterlagen vor, erklärt die Zusammenhänge und fordert die Gruppe zur Diskussion auf. Klärende Fragen in einem sachlichen Dialog sind gewünscht. Die Fragestellung kann hierbei nicht nur bezogen sein auf die Überprüfung der fachlichen Pflegeberichterstattung, sondern darüber hinaus gehen auf folgende Analysen:

- Zeigt der Pflegebericht Veränderungen des Bewohners?
- Lassen sich neu auftretende Probleme oder sich verändernde Ressourcen erkennen?
- Welche Befindlichkeit des Bewohners lässt sich anhand des Pflegeberichts erkennen? Wie ist seine Lebensqualität?
- Zeigen sich starke Abweichungen von den geplanten Maßnahmen in der Pflegeplanung (Art, Häufigkeit, Dauer, Ablauf, Material)?
- Lässt sich eine Zielerreichung erkennen?
- Muss die Pflegeplanung modifiziert werden?

Der betreffende Bewohner wird hier in den Mittelpunkt gestellt. Über den Pflegebericht hinausgehend wird der Fokus auf die gesamte Pflegeplanung gelegt und damit die Verknüpfung des Berichtsblattes mit den übrigen Dokumenten der Pflegedokumentation anschaulich. Der Prozess der Pflegeberichterstattung bleibt hier nicht mehr isoliert stehen, sondern wird in den Gesamtprozess eingebracht. Hierbei handelt es sich schon um einen erhöhten Anforderungsgrad, da er abstraktes und komplexes Denken von den Teilnehmern verlangt (siehe hierzu auch Kapitel 15.1 bis 15.7)

20. Trainingsmöglichkeiten

Die Frage der Vermittlung von Inhalten und die Notwendigkeit der Orientierung in verschiedenen Lernstrategien stellt sich. In der Vergangenheit zeigte sich immer wieder, dass ausschließliches theoretisches Lernen nicht oder nur unzureichend und nicht für alle Teilnehmer geeignet ist. Lernen bei Erwachsenen muss immer praxisorientiertes Lernen sein, soll am praktischen Handlungsfeld anknüpfen und die Erfahrungen der Teilnehmer einbeziehen (vgl. *Siebert* 2000).

Ehe zahlreiche theoriegeleitete Maßnahmen durchgeführt werden, ist insbesondere die Frage des Transfers von der Theorie in die Praxis zu prüfen. Wissen heißt nicht Können und Können heißt nicht Tun! Letztendlich zählt jedoch nur das als Erfolg, was sich im praktischen Handeln des Alltags zeigt. Wissen, das nur in den Köpfen der einzelnen Teilnehmer existiert, nutzt einer Einrichtung wenig. Es eignen sich daher bevorzugt Lernstrategien, die nicht nur Kenntnisse vermitteln, sondern die Handlung einbeziehen.

20.1 Überprüfung des Pflegeberichts in mündlicher Form

Anhand eines für jeden Teilnehmer kopierten Pflegeberichtbeispiels können die Teilnehmer erkennbare Defizite und positive Bereiche überprüfen. Diese werden nur kurz auf der ausgeteilten Kopie markiert, um die entsprechenden Textstellen in der mündlichen Diskussion schneller auffinden zu können. Nach einer Lese- und Reflektionszeit wird der Bericht in der Gruppe ausgewertet.

Vorteil dieses Verfahrens: Die Übung benötigt nicht viel Zeit. Je nach Umfang des kopierten Pflegeberichts sind 10 Minuten Lesezeit ausreichend.

Nachteil: Nicht alle Teilnehmer beteiligen sich bei der anschließenden Diskussion. Die erkannten Faktoren werden möglicherweise von einigen Teilnehmern nicht dokumentiert, der Analyseprozess ist eher unstrukturiert. Ergebnisse werden damit eher zufällig zusammengestellt, der nachhaltige Lernerfolg ist eher gering.

20.2 Überprüfung mittels Checkliste

Es wird eine Checkliste mit Überprüfungsfragen zum Pflegebericht ausgeteilt. Wieder erhalten die Teilnehmer einen kopierten Pflegebericht. An dieser Stelle eignet sich eher ein Fremdbeispiel als ein eigener Pflegebericht, da der Mensch dazu neigt, bei seinen eigenen Texten auch die Informationen sozusagen »mitzulesen«, die er nur im Kopf abgespeichert hat, obwohl sie nicht im Text stehen. Bei fremden Texten sind Lücken, Defizite und Probleme daher eher erkennbar. Die Checkliste beinhaltet Fragen, die die Überprüfung leiten sollen, d. h. Kriterien, auf die hin der Teilnehmer den Pflegebericht liest.

Tabelle 4: Checkliste zur Überprüfung eines Pflegeberichts (Beispiel).

	Ja	Nein	Bemerkung
1. Formalien:			
• Sind die Intervalle zwischen den einzelnen Eintragungen größer als 3 Tage?			
• Dokumentieren alle drei Schichten gleichermaßen?			
• Sind bei den Eintragungen jeweils das Datum und die Uhrzeit erkennbar?			
• Lässt ein Handzeichen erkennen, wer die Eintragung vorgenommen hat?			
• Ist der Pflegebericht nachvollziehbar?			
2. Inhalte			
• Zeigt der Bericht akut auftretende Ereignisse und entsprechendes situationsgerechtes Handeln auf?			
• Sind Beschreibungen des Bewohnerzustandes erkennbar?			
• Findet sich bei besonderen Vorkommnissen eine Situationsbeschreibung?			
• Zeigen sich hierbei angewandte Analysen (Ursachensuche)?			
• Sind bei beschriebenen Problemen und besonderen Vorkommnissen eingeleitete Maßnahmen erkennbar?			
• Sind bei beschriebenen Problemen und besonderen Vorkommnissen Empfehlungen an die nächste Schicht erkennbar?			
• Wird bei der Beschreibung der Inhalt der vorangehenden Schicht aufgenommen und der dort beschriebene Prozess weitergeführt?			
• Werden Ressourcen und ihre Entwicklung beschrieben?			
• Ist die Entwicklung aufgetretener Probleme oder entstandener Ressourcen erkennbar?			
• Werden erreichte Teilziele beschrieben?			
• Werden Abweichungen der Maßnahmendurchführung von der Pflegeplanung beschrieben?			
• Wird hierfür eine Begründung genannt?			
• Wird die Art der Modifikation in der Maßnahmendurchführung angezeigt?			
• Sind Situationen beschrieben, die eine Auswirkung auf den Bewohnerzustand haben können (Arztvisite, MDK-Einstufung, Lieferung eines Hilfsmittels durch das Sanitätshaus?)			
• Lässt sich im Pflegebericht erkennen, wann eine Änderung der Pflegeplanung vorgenommen wurde?			
• Wird ein zusammenfassender Bericht geschrieben?			
• Ist der prozesshafte Verlauf von Problemen, Ressourcen und Befindlichkeiten im Pflegebericht erkennbar?			

Eine solche Checkliste kann darüber hinaus spezielle Problemebereiche der jeweiligen Einrichtung aufnehmen und überprüfen.

Vorteil: Die erkannten Faktoren werden schriftlich festgehalten. So kann auch nach Tagen das Ergebnis noch besprochen oder nachbearbeitet werden und die Checkliste dient gleichzeitig als Evaluationsinstrument für die Überprüfung der überarbeiteten Maßnahmen.

20.3 Überprüfung durch Fragen eines »kritischen Beobachters«

In Einrichtungen, in denen der Anteil von Mitarbeitern, die den Pflegebericht in einer angemessenen Form schreiben können und auch die Fähigkeit besitzen, diesen bei oder mit Kollegen zu überprüfen, eher gering ist, kann die Unterstützung durch einen »kritischen Beobachter« sinnvoll sein.

Kritisches Vorgehen ist hierbei nicht so zu verstehen, dass der Beobachter den Mitarbeiter, der den Pflegebericht vorstellt, kritisiert oder den Bericht »auseinander nimmt«. Die Fähigkeiten eines »kritischen Beobachters« sollten eher so geartet sein, dass er den vorstellenden Mitarbeiter zum selbstkritischen Hinterfragen anleitet. Er bereitet einen Weg, auf dem der Mitarbeiter sich selbst mit Fragen, wie sie in der Checkliste aufgestellt sind, konfrontiert. Auch kann er bestimmte fragengeleitete Aspekte einbringen, die der in der täglichen Pflegesituation stehende Mitarbeiter »betriebsblind« nicht mehr erkennt.

Beispiel: Ein Mitarbeiter stellt die im Pflegebericht dargestellte Situation vor: *»Frau L. wehrt sich wiederholt gegen die Durchführung der Intimpflege durch die Pflegekräfte. Sie hat einen transurethralen Dauerkatheter, weil sie wiederholt einen neurologisch bedingten Harnverhalt hatte. Sie zieht auch immer wieder an dem Katheter und hat dann blutigen Urin.«*
Frage des kritischen Beobachters: *»Ist erkennbar, warum Frau L. sich gegen die Durchführung der Intimpflege wehrt?«*
Mitarbeiter: *»Sie hat ein ausgeprägtes Schamempfinden, es ist ihr peinlich, sich im Intimbereich von anderen waschen zu lassen.«*
Kritischer Beobachter: *»Könnte sie sich denn selbst dort waschen?«*
Mitarbeiter: *»Sie könnte das prinzipiell schon selbst machen, aber sie hat doch den Katheter. Da muss doch auch eine Katheterpflege gemacht werden und außerdem könnte sie deswegen eine Pilzinfektion entwickeln. Da muss man doch kontrollieren.«*
Kritischer Beobachter: *»Hat sie denn schon einmal in der Vergangenheit eine vaginale Pilzinfektion gehabt oder bestehen besondere Risiken hierfür?«*
Mitarbeiter: *»Nein, das nicht ...«*

Kritischer Beobachter: »*Ist denn die Möglichkeit eines suprapubischen Blasenkatheters mit dem Arzt schon einmal überlegt worden? Wenn der Katheter nicht mehr transurethral liegt, würden Sie dann die Durchführung der Intimpflege durch die Pflegekräfte noch für notwendig halten?*«
Mitarbeiter: »*Eigentlich nicht. Das scheint mir sinnvoll zu sein, ich werde diese Maßnahme mit dem Arzt klären.*«

Durch den Dialog konnte der Mitarbeiter selbst zu der Erkenntnis gelangen, dass das bisherige Vorgehen möglicherweise durch ein anderes ersetzt werden sollte.

20.4 »Kritische Beobachtung« durch einen Kollegen

Der kritische Beobachter kann auch ein Kollege sein. Günstig ist es, wenn dieser Kollege aus einem anderen Wohnbereich kommt. Sind beide Kollegen täglich im selben Handlungsfeld aktiv und kennen den Bewohner schon sehr lange und intensiv, sind sie möglicherweise »betriebsblind« gegenüber der Situation und erkennen Zusammenhänge nicht.

20.5 Überprüfung in der Pflegevisite

Auch in der Pflegevisite kann der Pflegebericht überprüft werden. Hierzu sind dann entsprechende Fragen im Pflegevisitenprotokoll zu übernehmen. Diese können der in Kapitel 20.2 dargestellten Checkliste entnommen werden.

21. Der professionelle Pflegebericht als Bestandteil im Qualitätsmanagement

Die ständige Überprüfung und Weiterentwicklung des Pflegeberichts kann als Maßnahme zur Qualitätssicherung gewertet werden. Durch den PDCA-Kreislauf (siehe auch Kapitel 19) findet eine evaluationsgeleitete ständige Anpassung der Pflegeplanung an die aktuellen Bewohnerbedürfnisse und -probleme statt. Ausgerichtet ist die Pflege hierbei auf eine individuelle, bedürfnisorientierte, ressourcenorientierte, aktivierende Zielsetzung.

Soll der Vorgang der Pflegeberichtüberprüfung als Instrument zur gesteuerten Qualitätssicherung in das QM-Handbuch aufgenommen werden, so ist das Erstellen und Nutzen einer Checkliste sinnvoll. Sie ermöglicht es, die Evaluation immer nach den gleichen Kriterien und in einem nachvollziehbaren Ablauf zu gestalten.

Neben dieser auf den Pflegeprozess ausgerichteten Zielsetzung und der dafür genutzten Strategie im Qualitätsmanagement, muss die Einführung und Benutzung in verschiedenen Stützprozessen organisiert und geregelt werden. Diese werden im Folgenden beschrieben.

21.1 Der Pflegebericht in der Begleitung durch einen Mentor

Auch nach einer abgeschlossenen Ausbildung hat nicht jeder Mitarbeiter die Kompetenz zur professionellen Pflegeberichterstattung. Ein **Mentor** begleitet einen neuen Mitarbeiter für eine bestimmte Zeit. Vielfach wird in dieser Zeit das so genannte Einarbeitungskonzept eingesetzt, das Richtlinien für die Einweisung, Information und für die Diskussion mit dem neuen Mitarbeiter vorgibt.

21.2 Der Pflegebericht bei der Einführung neuer Mitarbeiter

Neue Mitarbeiter bringen nicht unbedingt alle Kenntnisse und Fähigkeiten mit, die für die Umsetzung bestimmter Strategien in der jeweiligen Einrichtung notwendig sind. Der »Neue« muss die Einrichtung erst kennenlernen und wissen, welche Erwartungen an ihn und seine Rolle gestellt werden. Hierzu gibt es heute in den meisten Einrichtungen das so genannte »Einarbeitungskonzept für neue Mitarbeiter«: In einem solchen Einführungskonzept wird eine Strategie geregelt, die es ermöglichen soll, dass der »Neue« sich in einem überschaubaren Zeitraum (ca. sechs Wochen) mit den Strukturen, der Organisation, den Prozessen der Einrichtung vertraut macht, diese kennenlernt und danach entsprechend den Regeln arbeiten kann.

So muss »der Neue« auch lernen, welche Regeln im Umgang mit dem Pflegebericht in der jeweiligen Einrichtung erwünscht und gefordert sind. Da der Standard in den verschiedenen Einrichtungen zur Zeit noch sehr unterschiedlich ist, kann die Aufnahme des Themas »Der Pflegeprozess (und insbesondere auch der Pflegebericht) in unserer Einrichtung« im Einarbeitungskonzept nur empfohlen werden.

21.3 Der Pflegebericht in der Praxisanleitung

Praxisanleitungssituationen bieten sich ideal als Training der Pflegeberichterstattung an. Alle Anleitungssituationen, die eine Maßnahme am oder beim Bewohner beinhalten, erfordern eine anschließende Dokumentation der Situation und der Ergebnisse. Hierbei kann der Praxisanleiter den Anzuleitenden unterstützen und diesen beraten.

Auch hier ist der Einsatz einer Checkliste zu empfehlen, die der Anzuleitende schon einige Tage vor der Anleitungssituation erhält. So kann er in der Anleitungssituation schon überlegen, welche Informationen später zu dokumentieren sind.

21.4 Der Pflegebericht in der Stellenbeschreibung

Die Stellenbeschreibung gibt schriftlich an, welche Merkmale ein Mitarbeiter für eine bestimmte Stelle haben muss, oder anders gesagt: Die Stellenbeschreibung drückt die Erwartungen aus, die von Seiten der Einrichtung an den Mitarbeiter gestellt werden. Sie gibt an, wie eine professionelle Rolle gelebt werden soll.

Auch heute sind die Stellenbeschreibungen oft noch sehr pauschal gehalten und geben nur Überbegriffe für Qualifikationen oder einzubringende Aktivitäten an. Hier liegt die Ursache dafür, dass es viele Missverständnisse zwischen dem einzelnen Mitarbeiter und der Einrichtung geben kann; es ist einfach nicht klar genug gesagt, wie etwas wann womit in welcher Weise, wie oft durchgeführt werden soll. Sinnvoll ist es hier, wenn die global benannte Funktion in der Stellenbeschreibung verknüpft wird mit der Beschreibung »Der gelebte Pflegeprozess in unserer Einrichtung« im Pflegekonzept oder mit der »Anweisung zur Umsetzung des Pflegeprozesses« im Qualitätsmanagementhandbuch.

Wenn für alle Beteiligten erkennbar und nachvollziehbar ist, welche Anforderungen gestellt werden, können beide Seiten prüfen, ob sie den Vertrag eingehen wollen und können.

21.5 Der Pflegebericht im Qualitätsmanagementhandbuch

Kern- und Stützprozesse müssen bei einem regelrechten Qualitätsmanagement nachvollziehbar beschrieben werden. Insbesondere dann, wenn die Einrichtung eine Zertifizierung nach DIN ISO anstrebt, sind alle Verfahren so zu beschreiben, dass mit höchstmöglicher Wahrscheinlichkeit ein bestimmtes, vorher festgelegtes und ebenfalls beschriebenes Ergebnis möglich ist. Neben einer differenzierten Beschreibung der Vorgehensweise, kann hier ebenfalls die Checkliste als Instrument zur Evaluation empfohlen werden.

22. Der Pflegebericht und seine Bedeutung in der Zukunft

In der Zukunft wird der Pflegebericht weiter an Bedeutung gewinnen. Bei enger werdenden finanziellen Ressourcen im Gesundheitswesen und bei steigender Notwendigkeit zur eigenen finanziellen Beteiligung, werden alle an der Anspruchnahme der Pflegeleistung und Finanzierung Beteiligten noch mehr als heute wissen wollen, wofür sie bezahlen. Die Entwicklung der Pflege als caritative, vielfach für den Einzelnen kostenlosen Leistung, hin zu einer bezahlten, professionellen Dienstleistung ist eine Ursache dieser Entwicklung.

Der Pflegebericht wird hier als Instrument zum Nachweis des reflektierten und begründeten Einsatzes von Pflegeleistungen und zur Darstellung der Wirkung benötigt. Eine unzureichende Pflegeberichterstattung wird möglicherweise dann zu Leistungskürzungen führen.

22.1 Die DRGs und ihre Auswirkungen auf den Pflegebericht

Die in den Krankenhäusern eingeführten DRGs (diagnoses related groups = Fallgruppenpauschalen) werden zu einer weiter abnehmenden Krankenhausverweildauer führen. Patienten werden nach einer Akutbehandlung schneller entlassen, was in den stationären Altenpflegeeinrichtungen zu einer Zunahme von akut zu versorgenden Bewohnern führen wird. Akutpflege bedeutet immer eine aktuell auftretende Pflegebedürftigkeit, sich verändernde Pflegebedarfe und einen relativ hohen Anteil an behandlungspflegerischen Leistungen.

Diese Menschen sind weniger pflegebedürftig aufgrund von Alterserscheinungen, sondern aufgrund von akuten Krankheitszuständen. Die Vermischung von Alten- und Krankenpflege mit einer deutlichen Verschiebung von Leistungen der Altenpflege hin zur Krankenpflege ist absehbar. Die Bemessung der Pflegebedürftigkeit wird hier wesentlich problematischer sein als heute, wenn nicht andere Einstufungskriterien entwickelt werden oder das Krankenhaus einen Teil seiner eingenommenen Leistungsentgelte an den übernehmenden Pflegeanbieter abtritt.

Auch hier ist der Pflegebericht das wesentliche Instrument, um den aktuellen und sich entwickelnden Pflegebedarf, akut auftretende Pflegemaßnahmen und die Entwicklung des Pflegezustandes zu dokumentieren. Insbesondere, wenn die Krankenhäuser von ihren eingenommenen DRG-Entgelten einen Anteil an übernehmende Einrichtungen abgeben müssen, wenn diese frühzeitig die Weiterversorgung übernehmen ist dies der Fall.

22.2 Pflegediagnosen und ihre Bedeutung für den Pflegebericht

Die heute noch vielfach übliche Praxis, die Pflegeplanung mit frei formulierten Pflegeproblemen zu erstellen, hat sich als problematisch herausgestellt. Die Sprache der Pflegenden ist nicht einheitlich, was zu Interpretationsfehlern führt. Pflegediagnosen sollen hier in der Zukunft eine einheitliche Sprache ermöglichen. Entwicklungen im Pflegeprozess können dann einheitlich beschrieben, besser verfolgt und miteinander verglichen werden. Auch ermöglichen sie es in der Zukunft dann eher, Zeitkontingente festzulegen.

Im Pflegebericht können Pflegediagnosen zur Formulierung erkannter Veränderungen, Probleme und Ressourcen herangezogen werden. Die Möglichkeit, diese in einem Buch nachzusehen, erleichtert vielen Pflegenden die Beschreibung und Pflegeprozessdarstellung. Hierzu muss der Pflegeprozess jedoch zunächst auf Pflegediagnosen umgestellt werden – eine Entwicklung, die in vielen Einrichtungen noch in den Kinderschuhen steckt. Der Pflegebericht ist hierbei das Instrument, das Informationen liefert, die eine Pflegediagnose ermöglichen oder erhärten soll.

23. Der Pflegebericht im Bereich von Führen und Leiten

Alle Prozesse, die in einer Einrichtung ablaufen, können mit beeinflusst werden durch die führenden und leitenden Prozesse, die in den verschiedenen hierarchischen Ebenen stattfinden. So beeinflusst z. B. die Kultur, die die Art des menschlichen Umgangs miteinander prägt, die Mitarbeiter in ihrer Fähigkeit und in ihrem Verhalten hinsichtlich einer professionellen Pflegeberichterstattung.

Eine demokratisch führende Leitung, die den Mitarbeitern, unter Klärung bestimmter Zuständigkeiten und Verantwortungsbereiche, die Möglichkeit lässt, in einem festgelegten Rahmen frei zu entscheiden und die dort vorhandenen Prozesse selbstbestimmt durchzuführen, wird eine höhere Bereitschaft zur eigenen Prozessplanung und zur Problemlösung durch den Einzelnen auslösen.

Mitarbeiter, die fraktionierte Aufgaben übernehmen müssen, die keine freie Mitgestaltung erhalten, die »von oben« kontrolliert werden und die bei der Auswertung der Evaluation stets nur Kritik und Vorwürfe bekommen, leiden eher und schneller an Demotivation.

Leiten kann auch bedeuten:
* Aufforderung zur Klärung und Festlegung von Zuständigkeiten für bestimmte Handlungsfelder durch die Pflegenden in einem Team (wer ist für welche Pflegedokumentationsmappe verantwortlich?)
* Hilfestellung bei der Übernahme einer Aufgabe (welche Ressourcen, welche Probleme hat das Team, hat der einzelne Mitarbeiter?)
* Unterstützung im Problemlösungsprozess (Darstellen und exemplarisches Aufzeigen der Situation, ggf. Literatur zur Verfügung stellen, ggf. für Schulungen sorgen, ggf. einen Berater hinzuziehen)
* Schaffung erforderlicher Strukturen und Bedingungen (ggf. Einkauf oder Organisation geeigneter Pflegewagen, auf denen die Pflegedokumentationsmappen mitgenommen werden können, ggf. Organisation transportabler EDV-Geräte)
* Anleitung zur Selbstevaluation (Gemeinsame Erstellung einer Checkliste, motivierende Beratung und Erklärung)
* Durchführung von Stichproben (am ehesten durch die Mitarbeiter organisiert. Die WBL/PDL führt die Stichprobe reaktiv bei Anfrage (nach festen Terminen) durch die Mitarbeiter durch

Führen und Leiten kann als Hilfe zur Selbsthilfe verstanden werden. Das erfordert jedoch, dass auch die Leitung der verschiedenen Bereiche die professionelle Pflegeberichterstattung beherrscht. Sie unterstützt die Mitarbeiter, gibt Hilfestellung bei der Evaluation, organisiert ggf. Fortbildungen und Literatur und hilft bei der Lösung aktuell auftretender Probleme.

23.1 Der Pflegebericht im Bewerbungsassessment

In der Bewerberauswahl könnten Kenntnisse und Kompetenzen zur selbstständigen Pflegeprozessgestaltung ein Kriterium für die Eignung eines potenziellen Mitarbeiters sein. Was in der freien Wirtschaft schon lange üblich ist, scheint in Pflegeeinrichtungen bislang eher außergewöhnlich zu sein. Der potenzielle Mitarbeiter wird nicht ausschließlich nach seinem Zeugnis und seinen Referenzen gefragt. Er kann sich in einem festgelegten Verfahren zu verschiedenen fachlichen Fragen oder Problemen äußern und seine Kompetenzen darstellen. In einem Bewerbungsassessment kann er z. B. nach seinen Einstellungen zum Pflegebericht befragt werden. Auch ist es möglich, ihm einen Pflegebericht vorzulegen und ihn aufzufordern, diesen zu analysieren. So erhält diese Aufgabe auf Dauer mehr Bedeutung.

Derzeit ist die Anzahl der vorliegenden Bewerbungen leider nicht so umfangreich, dass eine große Auswahl besteht. So ist manche Einrichtung vielleicht schon froh, wenn sich überhaupt ein Bewerber meldet. Zu bedenken ist jedoch, dass ein unqualifizierter oder ansonsten ungeeigneter Mitarbeiter das Team möglicherweise eher noch belastet und nach Beendigung der Probezeit eine Kündigung nur schwer möglich ist. Wenn dann das Team ständig für diesen Mitarbeiter mitdenken oder sogar für ihn handeln muss, kostet er mehr Kraft und Energie als er nutzt. Eine gezielte Bewerberauswahl hilft so auf Dauer auch dem Team.

Professionalität zeigt sich nicht nur in einer fachlich angemessenen Pflege, sondern erfordert auch eine adäquate schriftliche Darstellung.

23.2 Der Pflegebericht bei der Vereinbarung im Einstellungsgespräch

Schon beim Einstellungsgespräch kann die Leitung der Einrichtung deutlich machen, welche Ansprüche bezüglich einer selbstständigen und professionellen Beteiligung im Pflegeprozess an den neuen Mitarbeiter gestellt werden. Verfügt sie darüber, kann sie Auszüge aus dem QM-Handbuch, aus dem Pflegekonzept oder aus einer anderen Beschreibung des gelebten Pflegeprozesses in der Einrichtung vorlegen. Diese sind dann grundlegend für die Vereinbarung im Arbeitsvertrag. Die Vereinbarung, dass der Bewerber die Anforderungen zum Pflegeprozess gelesen hat, darüber informiert wurde und dies unterschrieben hat, kann in der Ein-

Anforderungen an den »Neuen"

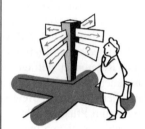

Erforderliche Qualifikationen
- Professionalität in der praktischen Pflege
- Teamfähigkeit
- Kollegialität
- Flexibilität
- Belastbarkeit
- Geduld

Aber das ist noch lange nicht alles:
Was wir wirklich brauchen ist jemand, der seine professionelle Pflege auch dokumentiert, der den Bewohnerzustand und seine Entwicklung beschreibt.

Pflegeberichtschreiber – wo bist Du?
Wir brauchen jemand, der auch den Pflegebericht professionell schreiben und die dort vorhandenen Informationen in den Gesamtpflegeprozess einbringen kann!

Abb. 23: Anforderungen an den »Neuen«!

arbeitungsphase oder auch bei späteren Zielvereinbarungsgesprächen als Grundlage zur Bewertung der Entwicklung des neuen Mitarbeiters genutzt werden. Wenn jeder weiß, was von ihm erwartet wird, kann er eher angemessen handeln.

23.3 Der Pflegebericht bei der Evaluation der Mitarbeiterentwicklung

Im Rahmen jährlich stattfindender Mitarbeitergespräche, auch als Zielvereinbarungs- oder Karriere-Gespräche bezeichnet, kann die Entwicklung des einzelnen Mitarbeiters und sein Stand in der Einrichtung evaluiert werden. In einem Gespräch zwischen Mitarbeiter und Leitung können sowohl die Entwicklung der Mitarbeiterkompetenzen, seiner Zufriedenheit und die Einschätzung der Leitung hierzu, wie auch in umgekehrter Richtung: Empfehlungen des Mitarbeiters zur Optimierung der Einrichtung, angesprochen werden. So kann sich das einzelne Mitglied der Organisation und die Einrichtung gleichermaßen und gemeinsam fortentwickeln.

In einem solchen Gespräch kann z. B. gemeinsam eine Pflegedokumentationsmappe evaluiert werden (wenn es das Ziel ist, die Kompetenz des Mitarbeiters in diesem Feld zu überprüfen). Der Mitarbeiter kann nun darstellen, welche Probleme er sieht, welche Lösungsmöglichkeiten er auf Seiten der Einrichtung erkennt. Die Leitung kann aus ihrer Sicht die Situation erläutern und ebenfalls Empfehlungen aussprechen. Es wird geprüft, welche Maßnahmen zur Stabilisierung oder Optimierung der Situation erforderlich sind (erneute Schulung, Literatur, Hilfestellung durch einen externen Berater?) So soll sich der Mitarbeiter in der Einrichtung und mit der Einrichtung weiter entwickeln können.

23.4 Der Pflegebericht bei Zielvereinbarungsgesprächen

Situationen, in denen die Erwartung der Einrichtung, die der Leitung oder die eines Teams nicht erfüllt werden, führen zur Demotivation, zum Mehraufwand (durch Nacharbeit) sowie zu Konflikten. Jeder Mitarbeiter bringt eine bestimmte professionelle Rolle in die Einrichtung ein, die in der Stellenbeschreibung festgelegt ist. Hierfür erhält er ein bestimmtes Gehalt.

Kommt es zu einem defizitären Verhalten oder zu einem nicht zu tolerierbaren Ergebnis aufgrund eines bestimmten, unerwünschten Verhaltens, sollte dieser Zustand zunächst zwischen den betroffenen Parteien im Gespräch erörtert werden. Beide Seiten stellen ihre Position dar und klären gemeinsam die Erwartungen für die Zukunft.

Kommt es erneut zur unerfreulichen Situation, wird Handeln erforderlich. Die Wohnbereichsleitung führt nun mit dem entsprechenden Mitarbeiter ein so genanntes Zielvereinbarungsgespräch. Hierin wird das beobachtete Verhalten dargestellt (und im Zielvereinbarungsprotokoll auch schriftlich fixiert). Der Mitarbeiter bekommt nun seinerseits die Möglichkeit, die entstandene Situation aus seiner Sicht zu schildern (schriftliche Fixierung im Protokoll). Anschließend wird das erwünsche zukünftige Verhalten aufgezeigt (und ebenfalls schriftlich fixiert). Es wird nun ein Zeitraum festgelegt, in dem das gewünschte Verhalten umzusetzen ist. Danach wird das Ergebnis evaluiert.
Beide Seiten unterschreiben das Protokoll, das Original bleibt bei der Wohnbereichsleitung, die Kopie erhält der Mitarbeiter.

Zielvereinbarungsgespräche können gerade im Bereich der Umsetzung einer professionellen Pflegeberichterstattung als sinnvoll angesehen werden, weil in diesem Gespräch einerseits beide Seiten die Möglichkeit bekommen, die Situation aus ihrer Perspektive zu erläutern, andererseits eine genaue Beschreibung des gewünschten Verhaltens (Wie soll es sein? Wann soll es gemacht werden? Wie oft soll es sein? Durch wen soll es gemacht werden? Wo soll es sein?) vorgenommen wird.

Es wird eine gemeinsame Entscheidung für den künftigen (festgelegten) Zeitraum getroffen, eine so genannte Zielvereinbarung dokumentiert. Die dort festgelegte Entwicklung wird dann nach Ablauf des Zeitraums erneut evaluiert, eine neue Zielsetzung festgelegt.

Indem die Entwicklung des Verhaltens der Mitarbeiter in der selbstständigen und professionellen Erfüllung des Pflegeprozesses, und hier insbesondere auch des Pflegeberichts, nicht länger dem Zufall überlassen wird, kann eine Ausbildung der angestrebten Zielsetzung als erreichbar bewertet werden.

Prozesse, die nicht evaluiert werden, entwickeln sich zum Teil in eine ganz andere Richtung, und dies häufig, ohne dass es bemerkt wird.

23.5 Literatur und Fortbildungen zum Thema »Pflegebericht«

Obwohl die Pflegeberichterstattung auf den ersten Blick eine zunächst einfache und leicht zu beherrschende Maßnahme ist, bestehen in vielen Einrichtungen Defizite in der Pflegeberichterstattung (Mängel in diesem Bereich werden in den vielen MDK-Gutachten aufgezeigt). Ein großer Teil der Mitarbeiter hat Probleme mit der Erfüllung dieser Aufgabe.

Es ist daher sinnvoll, neben zyklisch angelegten Schulungen (ähnlich wie beim Thema »Brandschutz« oder »Erste Hilfe«) Literatur anzubieten. So kann sich der Mitarbeiter bei Fragen oder Problemen selbstständig Information und Hilfe einholen.

23.6 Hilfestellung bei Fragen und Problemen

Sinnvoll wäre es auch, wenn eine Art Hotline zur Klärung aktuell auftretender Fragen und Probleme vorhanden wäre. Denkbar wäre z. B. die Benennung eines Pflegeberichtbeauftragten. Dieser würde bevorzugt zu Fortbildungen gesendet. Er würde alle Fragen sammeln, ggf. zu Beratungen in die verschiedenen Wohnbereiche gehen oder sich um Kopien aus der vorhandenen Literatur bemühen.
Möglich ist es auch, bei vernetzten Wohnbereichen, aktuell auftretende Probleme direkt an die Pflegedienstleitung zu geben, die dann für eine angemessene Beantwortung oder für die Organisation geeigneter Lösungsmechanismen sorgt.

23.7 Sorge für ein angemessenes Pflegedokumentationssystem

Nicht selten liegt die Ursache für eine defizitäre Pflegeberichterstattung auch in einem nicht angemessenen Pflegedokumentationssystem. Zu schmale Spalten oder Zeilen, die Vermischung von Berichtszeilen auf Spezialblättern (z. B. Wundprotokoll, Schmerzbogen, Lagerungsplan, Atmungsblatt etc.) und auf dem Berichtsblatt führen zur Unsicherheit der Pflegenden: »*Wann soll ich meinen Bericht auf dem Spezialbogen dokumentieren, wann auf dem Berichtsblatt?*« Hier bedarf es dann der klärenden und richtungsweisenden Unterstützung durch die Pflegedienstleitung. Sinnvoll kann es sein, eine schriftliche Anweisung zur Benutzung der verschiedenen Berichtsmöglichkeiten zu geben.

23.8 Sorge für geeignete Hilfsmittel

Was wird unter geeigneten Hilfsmitteln verstanden? Was benötigt man für den Pflegebericht? Was zunächst scheinbar völlig klar ist, zeigt sich in der Praxis als verursachender Faktor für eine defizitäre Berichterstellung.

Besteht die Möglichkeit, die Pflegedokumentation mit zum Bewohner, mit in die Pflege zu nehmen? Wenn das Dokumentationssystem im Dienstzimmer verbleibt, liegt dort die erste Ursache für eine lückenhafte Berichterstellung!
Gibt es einen Pflegewagen, der ein Schreibbrett hat, auf dem der Pflegende rückengerecht dokumentieren kann? Das Schreiben auf niedrigen Bewohnertischchen führt zur Vermeidung und zu Personalausfall wegen Rückenschmerzen.
Sind ausreichend Kugelschreiber vorhanden? Wenn in der Einrichtung festgelegt wird, dass die Mitarbeiter der verschiedenen Schichten in unterschiedlichen Farben schreiben sollen, müssen ausreichend farbliche Kugelschreiber vorhanden sein.
Sind immer ausreichend Formulare zum Nachfüllen vorhanden (nur bei Papiersystem erforderlich)?
Wird bei Teilzeitkräften ein Zeitkontingent zur Erstellung der Pflegeberichte mitberechnet?

24. Häufig aufgeführte und erkennbare Probleme im Pflegebericht und in der Berichterstattung

Problemart	Mögliche Ursache	Lösung
1. Der Pflege-entwicklungs-prozess ist nicht erkennbar.	Die vorherige Berichteintragung wird vom Berichtersteller nicht gelesen. Veränderungen werden nicht eingetragen. Im Pflegebericht erkennbare, länger andauernde Veränderungen führen nicht zur Modifikation im Planungsblatt.	Mindestens die letzten 2 Eintragungen vor dem eigenen Eintrag lesen! Veränderungen zeitnah dokumentieren! Bei länger an eine Woche andauernden Veränderungen Übernahme des Problems im Pflegeplanungsblatt!
2. Es finden sich zu große Abstände zwischen den einzelnen Eintragungen.	Die Pflegedokumentation wird nicht mit in die Bewohnerzimmer genommen. Eine zeitnahe Dokumentation ist somit nicht möglich. Es werden bis zum Zeitpunkt der Eintragung wichtige Dinge vergessen. Der Bewohner und seine Ressourcen/Probleme werden nicht oder nicht ausreichend beobachtet. Bei vorhandenem EDV-System kommt es zu Engpässen, weil alle Mitarbeiter gleichzeitig am Computer ihre Daten eingeben wollen.	Dokumentation mit zum Bewohner nehmen! Bei der Pflege den Bewohner beobachten, auf Veränderungen achten! Zeitliche Organisation vornehmen: Wer kann wann den Computerarbeitsplatz benutzen?
3. Die Folgeeintragung ist keine Reaktion auf die vorangehende.	Es wird eingetragen, ohne die vorhergehende Eintragung zu lesen.	Mindestens die letzten 2 Eintragungen vor dem eigenen Eintrag lesen!
4. Es finden sich zu globale, nicht differenzierte Aussagen.	Es wird nicht überlegt, was mit der Eintragung ausgesagt werden soll. Der Eintragende liest seine „Gedanken im Kopf" mit in die Eintragung hinein und geht davon aus, dass der Nächste dies auch so lesen kann.	Überlegen, was genau ausgesagt werden soll, kurz, knapp aber präzise schreiben. Folgende Fragen helfen: Was will ich mitteilen? Wie genau sah das Problem oder die Situation aus? Wer war wie beteiligt? Was soll gemacht werden?
5. Wichtige Bemerkungen fehlen.	Die Situation wurde mündlich weitergegeben. Die Situation wurde vergessen. Die Situation wurde als nicht wichtig eingestuft. Es wurde nicht zeitnah dokumentiert. Es kam bei der Eintragung etwas dazwischen.	Zeitnahe Eintragung! Nach der Pflege/Situation die Frage stellen: "Was ist so wichtig, das ich es weitergeben möchte?"

Problemart	Mögliche Ursache	Lösung
6. Es lassen sich keine pflegerischen Maßnahmen als Folge auf ein unvorhersehbares Ereignis erkennen.	Die Maßnahme wurde ausgeführt, der Hinweis aber nicht eingetragen. Es wurden keine Folgemaßnahmen geplant und durchgeführt. Es wurden Folgemaßnahmen geplant, aber nicht durchgeführt. Die Notwendigkeit der Maßnahmenplanung wurde an andere delegiert.	Jede außergewöhnliche Situation als notwendigerweise handlungsauslösend betrachten! Adäquate Maßnahmen auf aufgetretene Probleme aufzeigen/sich informieren! Nach jedem Ereignis die Notwendigkeit einer Maßnahmenplanung überprüfen und sofort geplante Maßnahmen planen (zeitnahe Planung und Dokumentation)! Die Delegation von Maßnahmen oder deren Planung an andere als außergewöhnliche Maßnahme im Bericht fixieren!
7. Es sind keine Analysen auf unvorhersehbare Ereignisse erkennbar im Pflegebericht.	Die Notwendigkeit einer Analyse war nicht klar. Es wurden keine Analysen durchgeführt. Es wurden Analysen durchgeführt, diese aber nicht dokumentiert. Die Notwendigkeit von Analysen wurde an andere delegiert – diese führten diese aber nicht durch. Es sind keine Formen der Analyse als Reaktion auf das aufgetretene Problem bekannt.	Jede unvorhersehbare Situation als analysenotwendig betrachten! Mögliche Analyseformen aufzeigen/sich informieren! Analysen planen und im Pflegebericht dokumentieren (zeitnah)! Die Delegation von Analysemethoden an andere Mitarbeiter als außergewöhnliche Maßnahme im Bericht fixieren!

25. Möglichkeiten der Optimierung in einer stationären Altenpflegeinrichtung

Es gibt verschiedene Möglichkeiten, das Berichtswesen zu optimieren. Die nachfolgende Vorgehensweise soll nur ein Beispiel darstellen und erhebt keinen Anspruch auf alleinige Eignung oder Vollständigkeit.

1. **Gemeinsame Zielformulierung:** Es muss zunächst allen Beteiligten klar sein, welches Ziel mit der Führung von Pflegeberichten erreicht werden soll. Die Frage lautet daher schlicht: *Was wollen wir mit dem Pflegebericht erreichen? Welche Informationen kann uns ein Pflegebericht geben, die für uns und unsere Pflege wichtig sind? Welche Bedeutung hat der Pflegebericht für die Darstellung unserer Pflege und der Transparenz der Bewohnerentwicklung nach außen (z. B. an Angehörige oder an den MDK)?*

2. **Kriterien:** *Wie sieht ein solcher Bericht aus, der uns einerseits die von uns selbst gewünschten Informationen gibt und der gleichzeitig die gesetzlich geforderten Rahmenbedingungen erfüllt?* (Kriterien erstellen, die ein guter Pflegebericht erfüllen muss)

3. **Projektklärung:** *Wie sieht ein Projekt aus, das alle Mitarbeiter befähigen soll, einen angemessenen Pflegebericht zu erstellen und zu führen?*
   - Information der Mitarbeiter
   - Schwächen-Stärken-Analyse (Problemanalyse)
   - Projektschritte zum Aufbau der Kompetenz z. B. (wer macht was, wann, wie, wo, womit und wozu?)
     - Gemeinsam im Team pro Woche einen Pflegebericht auf Folie ziehen und analysieren.
     - In den Übergaben ständig nach Eintragungen im Pflegebericht suchen. Das Team fragt den Eintragenden nach genaueren Details zu den Eintragungen und überprüft die Verständlichkeit und Nachvollziehbarkeit.
     - Ggf. Checkliste zur Überprüfung der Qualität und Vollständigkeit des Pflegeberichtes entwickeln.
     - Überprüfen, ob die Pflegedokumentationen mit in die Pflege genommen werden und damit zeitnah der Pflegebericht erstellt werden kann.

Anhang

Richtlinien der Spitzenverbände der Pflegekassen zur Begutachtung von Pflegebedürftigkeit nach dem XI. Buch des Sozialgesetzbuches (Begutachtungs-Richtlinien – BRi) vom 21.03.1997 in der Fassung vom 22.08.2001

Anlage 1
Gesetzliche Grundlagen zum Begriff und zu den Stufen der Pflegebedürftigkeit sowie zum Verfahren der Feststellung

Für die Feststellung der Pflegebedürftigkeit und die Zuordnung zu einer Pflegestufe ist allein der im Einzelfall bestehende individuelle Hilfebedarf des Versicherten maßgeblich. Insofern können und sollen die Zeitkorridore für die Begutachtung nach dem SGB XI nur Anhaltsgrößen im Sinne eines Orientierungsrahmens liefern. Sie sind damit für den Gutachter ein Instrument zur Feststellung des individuellen Hilfebedarfs.

Dies bedeutet:
1. Die Zeitkorridore enthalten keine verbindlichen Vorgaben. Sie haben nur Leitfunktion.
2. Die Zeitkorridore entbinden den Gutachter nicht davon, in jedem Einzelfall den Zeitaufwand für den Hilfebedarf bei der Grundpflege des Versicherten entsprechend der individuellen Situation des Einzelfalles festzustellen. Unzulässig wären beispielsweise eine schematische und von den Besonderheiten des Einzelfalles losgelöste Festsetzung stets des unteren oder des oberen oder eines arithmetisch gemittelten Zeitwertes.
3. Die Zeitkorridore enthalten keine Vorgaben für die personelle Besetzung von ambulanten, teil- oder vollstationären Pflegeeinrichtungen und lassen keine Rückschlüsse hierauf zu. Sie haben Bedeutung nur für die Feststellung der Leistungsvoraussetzungen der Pflegeversicherung.
   Die personelle Besetzung von Einrichtungen betrifft demgegenüber die Leistungserbringung,
   – die bei häuslicher und teilstationärer Pflege die familiäre, nachbarschaftliche oder sonstige ehrenamtliche Pflege und Betreuung ergänzt,
   – die bei vollstationärer Pflege nach der Art (z. B. Hilfe bei anderen als den in § 14 Abs. 4 SGB XI genannten Verrichtungen) oder dem Umfang der Leistung über den Rahmen der Pflegeversicherung hinaus geht.
   Rückschlüsse auf die personelle Besetzung von Einrichtungen verbieten sich auch deshalb, weil der Zeitaufwand gemäß § 15 Abs. 3 SGB XI bezogen auf Familienangehörige oder andere nicht als Pflegekraft ausgebildete Pflegepersonen ermittelt wird, in Einrichtungen aber hauptberuflich tätige Kräfte arbeiten.

Die Höhe des Zeitaufwandes für die geleisteten Hilfen kann unabhängig von den o. a. Hilfeformen unterschiedlich ausfallen. So können die Hilfen im Sinne einer aktivierenden Pflege bei den Verrichtungen einen höheren Zeitaufwand erfordern als die teilweise oder vollständige Übernahme der Verrichtung durch die Pflegeperson. **Bei der Festlegung der Zeitkorridore wurde von einer vollständigen Übernahme der Verrichtungen durch eine Laienpflegekraft ausgegangen.** Liegt ein bei der Begutachtung des Einzelfalles festgestellter Zeitaufwand für eine Verrichtung der Grundpflege innerhalb des dafür maßgeblichen Zeitkorridors, bedarf diese Feststellung keiner Begründung im Einzelnen. Es reicht aus, wenn der Gutachter bei der abschließenden Bewertung des Hilfebedarfs (Pkt. 5) die Gründe für seine Feststellung zusammenfassend beschreibt. Dabei würdigt er insbesondere – andere Hilfsformen als die vollständige Übernahme, – die in dem jeweiligen Einzelfall vorhandenen allgemeinen und besonderen Erschwernisund Erleichterungsfaktoren.

So weit sich im Rahmen der Begutachtungen Abweichungen von den Zeitkorridoren ergeben, sind die Abweichungen im Einzelnen zu begründen. Die Individualität der einzelnen Pflegesituation hat zur Folge, dass insbesondere der vom Gutachter festgestellte Zeitaufwand häufig nur durch eine Begründung transparent und für die Pflegekasse nachvollziehbar wird. In der Begründung sollte insbesondere darauf eingegangen werden,

- bei welchen Verrichtungen im Einzelnen welche Hilfen benötigt werden, und zwar sollte dabei über die Hilfen bei den in § 14 Abs. 4 SGB XI genannten Verrichtungen des täglichen Lebens hinaus differenziert werden, z. B. statt »Waschen« genauer »Waschen der Füße oder Beine«,
- ob, welche und in welchem Umfang erschwerende oder erleichternde Faktoren vorliegen, insbesondere ob krankheitsspezifische Pflegemaßnahmen untrennbar Bestandteil der Hilfe für die in § 14 Abs. 4 SGB XI genannten Verrichtungen der Grundpflege sind oder sie zwangsläufig im unmittelbaren zeitlichen und sachlichen Zusammenhang mit diesen Verrichtungen der Grundpflege vorgenommen werden müssen,
- welche Formen der Hilfe geleistet werden (Unterstützung bzw. teilweise oder vollständige Übernahme, Beaufsichtigung und Anleitung),
- wie hoch der Zeitaufwand für die einzelnen Hilfeleistungen ist,
- in welchem Umfang ggf. aktivierend gepflegt wird.

Die maßgebliche Bedeutung der individuellen Pflegesituation bleibt auch bei der Einführung von Zeitkorridoren uneingeschränkt erhalten. Die Besonderheiten des jeweils zu begutachtenden Einzelfalles müssen herausgearbeitet und dokumentiert werden, damit die Individualität der Pflegesituation für die Qualitätssicherung der Begutachtung selbst, für die Bescheidung des Versichertenantrages und eine eventuelle gerichtliche Überprüfung deutlich werden. Hierzu ist die Anlage zum Gutachten zur Feststellung der Pflegebedürftigkeit gemäß SGB XI (Anhang 2) zu verwenden.

Für den Personenkreis der psychisch Kranken und der geistig Behinderten kommen vorrangig die Hilfeleistungen Beaufsichtigung und Anleitung zur Anwendung, die bei der Festlegung der Zeitkorridore nicht zugrunde gelegt worden sind. Abweichungen von den Zeitkorridoren, hin zu einem höheren Zeitaufwand für die Beaufsichtigung und Anleitung sind zu erwarten und müssen entsprechend begründet werden (siehe 6.»Besonderheiten der Ermittlung des Hilfebedarfes bei Personen mit psychischen Erkrankungen und/oder geistigen Behinderungen«).

Dennoch kann der in jedem Einzelfall jeweils individuell festzustellende Zeitaufwand für Beaufsichtigung und Anleitung zumindest bei einzelnen Verrichtungen innerhalb der Zeitkorridore liegen.

Die von den Gutachtern zu erstellenden Begründungen sind wesentlicher Bestandteil des Gutachterauftrages. Sozialmedizinische und pflegerische Erkenntnisse sollen in gleicher Weise einfließen. Neben der besseren Bewertung des Einzelfalles haben die Begründungen das Ziel, längerfristig die Grundlage für eine Weiterentwicklung der Begutachtungs-Richtlinien aus medizinischer und pflegerischer Sicht zu legen und die Diskussion der Begutachtungsergebnisse mit der Medizin und den Pflegewissenschaften zu erleichtern.

Der Hilfebedarf ist für jede Verrichtung der Grundpflege stets in vollen Minutenwerten anzugeben.

Fallen bestimmte, in der Regel täglich erforderliche Verrichtungen der Körperpflege im Einzelfall nicht jeden Tag an, so muss dennoch bei der Bemessung des zeitlichen Gesamtpflegeaufwandes der wöchentliche Zeitaufwand z. B. für Duschen/Baden auf den Durchschnittswert pro Tag umgerechnet (d. h. wöchentlicher Zeitaufwand dividiert durch 7) und berücksichtigt werden. Gleiches gilt für das Haarewaschen als Bestandteil der Körperpflege. In der Regel nicht täglich anfallende Maßnahmen, z. B. im Bereich der Körperpflege, das Fuß- und Fingernägelschneiden bleiben außer Betracht.

Erschwernis- und erleichternde Faktoren

a) Allgemeine Erschwernis- und erleichternde Faktoren
Allgemeine Erschwernis- und/oder erleichternde Faktoren haben auf den überwiegenden Teil der Verrichtungen/Unterverrichtungen Einfluss. Die nachfolgend **beispielhaft** aufgeführten Faktoren können die Durchführung der Pflege bei der Mehrzahl der gesetzlich definierten Verrichtungen erschweren bzw. verlängern:

- Körpergewicht über 80 kg
- Kontrakturen/Einsteifung großer Gelenke
- hochgradige Spastik
- Hemiplegien oder Paraparesen
- einschießende unkontrollierte Bewegungen
- Fehlstellungen der Extremitäten
- eingeschränkte Belastbarkeit infolge schwerer kardiopulmonaler Dekompensation mit Orthopnoe und ausgeprägter zentraler und peripherer Zyanose sowie peripheren Ödemen
- Abwehrverhalten mit Behinderung der Übernahme (z. B. bei geistigen Behinderungen/psychischen Erkrankungen)
- stark eingeschränkte Sinneswahrnehmung (Hören, Sehen)
- starke therapieresistente Schmerzen
- pflegebehindernde räumliche Verhältnisse
- zeitaufwendiger Hilfsmitteleinsatz (z. B. bei fahrbaren Liftern/Decken-, Wand-Liftern)

Die nachfolgend **beispielhaft** aufgeführten Faktoren können die Durchführung der Pflege bei der Mehrzahl der gesetzlich definierten Verrichtungen erleichtern bzw. verkürzen:
- Körpergewicht unter 40 kg
- pflegeerleichternde räumliche Verhältnisse
- Hilfsmitteleinsatz

Wenn der Pflegende während des gesamten Vorganges einer Verrichtung zur Anleitung unmittelbar beim Pflegebedürftigen verbleiben muss, ist der gesamte Zeitraum dieser »Beaufsichtigung« im Sinne einer vollen Übernahme seitens des Gutachters zu berücksichtigen.

b) Spezielle Erschwernis- und erleichternde Faktoren Spezielle Erschwernis- und/oder erleichternde Faktoren haben auf einzelne Verrichtungen Einfluss. Krankheitsspezifische Pflegemaßnahmen sind dann als spezielle Erschwernisfaktoren zu werten und zu dokumentieren, wenn sie aus medizinisch-pflegerischen Gründen regelmäßig und auf Dauer
- untrennbarer Bestandteil der Hilfe bei den in § 14 Abs. 4 SGB XI genannten Verrichtungen der Grundpflege sind oder
- zwangsläufig im unmittelbaren zeitlichen und sachlichen Zusammenhang mit diesen Verrichtungen vorgenommen werden müssen
- und bei den einzelnen Verrichtungen konkret genannt sind.

Dies gilt ungeachtet ihrer evtl. Zuordnung zur Behandlungspflege nach § 37 SGB V. Ausgangspunkt für die Bewertung krankheitsspezifischer Pflegemaßnahmen ist der Hilfebedarf bei der jeweiligen Verrichtung der Grundpflege nach § 14 Abs. 4 SGB XI. Krankheitsspezifische Pflegemaßnahmen stellen für sich allein gesehen keine Verrichtungen des täglichen Lebens dar und können deshalb nur dann berücksichtigt werden, wenn sie bei bestehendem Hilfebedarf bei den Verrichtungen der Grundpflege nach § 14 Abs. 4 SGB XI zusätzlich notwendig sind. Nur dann sind krankheitsspezifische Pflegemaßnahmen im Sinne eines Erschwernisfaktors bei der Feststellung des individuellen zeitlichen Hilfebedarfs für die jeweilige Verrichtung zu berücksichtigen.

Der Zeitaufwand für die Grundpflege und die krankheitsspezifische(n) Pflegemaßnahme(n) ist als Summenwert für die jeweilige(n) Verrichtung(en) darzustellen. Die Notwendigkeit der krankheitsspezifischen Pflegemaßnahme(n) muss im Erläuterungstext begründet und die Art der Maßnahme(n) beschrieben werden.

Nachfolgend werden die in § 14 Abs. 4 SGB XI genannten gewöhnlichen und regelmäßig wiederkehrenden Verrichtungen aus dem Bereich der Grundpflege aufgeführt und mit Zeitkorridoren versehen.
Die Vor- und Nachbereitung zu den Verrichtungen stellt eine Hilfeleistung im Sinne des SGB XI dar und ist bei den Zeitorientierungswerten berücksichtigt.

5.1 Körperpflege
Die Hautpflege ist als integraler Bestandteil der Körperpflege bei den jeweiligen Zeitorientierungswerten berücksichtigt. Zur Körperpflege zählt auch das Haarewaschen. Es ist Bestandteil der Verrichtung Waschen / Duschen / Baden. Erfolgt das Haarewaschen im Rahmen einer dieser Verrichtungen ist dies dort zu dokumentieren. Alleiniges Haarewaschen ist der Verrichtung »Waschen« zuzuordnen und unter »Teilwäsche Oberkörper« zu dokumentieren. Der notwendige zeitliche Hilfebedarf ist jeweils gesondert zu dokumentieren. Ein ein- bis zweimaliges Haarewaschen pro Woche entspricht dem heutigen Hygienestandard. Maßgebend ist die medizinische bzw. pflegerische Notwendigkeit. Der Hilfebedarf beim Haarewaschen umfasst auch die Haartrocknung.

1. Waschen
– Ganzkörperwäsche: (GK): 20 bis 25 Min.
– Teilwäsche Oberkörper: (OK): 8 bis 10 Min.
– Teilwäsche Unterkörper: (UK): 12 bis 15 Min.
– Teilwäsche Hände/Gesicht: (H/G): 1 bis 2 Min.
Die Durchführung einer Intimhygiene zum Beispiel nach dem Toilettengang ist im Rahmen der Blasen- und Darmentleerung entsprechend zu berücksichtigen und anzuführen.

2. Duschen
- Duschen: 15 bis 20 Min.

Hilfestellung beim Betreten der Duschtasse, bzw. beim Umsetzen des Pflegebedürftigen zum Beispiel auf einen Duschstuhl, ist im Bereich der Mobilität »Stehen« zu berücksichtigen. Wenn bei dieser Verrichtung nur Teilhilfen (Abtrocknen/Teilwaschungen) anfallen, kann der Zeitorientierungswert nur anteilig berücksichtigt werden.

3. Baden
- Baden: 20 bis 25 Min.

Eine Hilfestellung beim Einsteigen in die Badewanne ist im Bereich der Mobilität »Stehen« zu berücksichtigen. Wenn bei dieser Verrichtung nur Teilhilfen (Abtrocknen/Teilwaschungen) anfallen, kann der Zeitorientierungswert nur anteilig berücksichtigt werden.

4. Zahnpflege
- Zahnpflege: 5 Min.

So weit nur Mundpflege erforderlich ist, kann der Zeitorientierungswert nur anteilig berücksichtigt werden.

5. Kämmen
- Kämmen: 1 bis 3 Min.

6. Rasieren
- Rasieren: 5 bis 10 Min.

7. Darm- und Blasenentleerung
Nicht zu berücksichtigen ist unter diesen Verrichtungen die eventuell eingeschränkte Gehfähigkeit beim Aufsuchen und Verlassen der Toilette. Kann der Pflegebedürftige die Toilette nur deshalb nicht alleine aufsuchen, ist dies unter »Gehen« im Bereich der Mobilität festzustellen und zeitlich zu bewerten.

Spezielle pflegeerschwerende Faktoren: massive chronische Diarrhö, Erforderlichkeit der mechanischen Harnlösung oder der digitalen Enddarmentleerung.
- Wasserlassen (Intimhygiene, Reinigen der Toilette bzw. des Umfeldes): 2 bis 3 Min.
- Stuhlgang (Intimhygiene, Reinigen der Toilette bzw. des Umfeldes): 3 bis 6 Min.
- Richten der Bekleidung: insgesamt 2 Min.
- Wechseln von Windeln (Intimhygiene, Entsorgung)
- nach Wasserlassen: 4 bis 6 Min.
- nach Stuhlgang: 7 bis 10 Min.

– Wechsel kleiner Vorlagen: 1 bis 2 Min.

Beachte: Der im Rahmen eines Toilettentrainings erforderliche Windelwechsel ist von seinem zeitlichen Aufwand her in der Regel sehr viel geringer ausgeprägt als ein üblicher Windelwechsel, dem eine unkontrollierte und ungeregelte Harnblasen- und Darmentleerung zugrunde liegt.

– Wechseln/Entleeren des Urinbeutels: 2 bis 3 Min.

– Wechseln/Entleeren des Stomabeutels: 3 bis 4 Min.

5.2 Ernährung

8. Mundgerechtes Zubereiten der Nahrung
Hierzu zählen nicht das Kochen oder das Eindecken des Tisches. Die Zubereitung von Diäten ist nicht hier, sondern unter der lfd. Nr. 17 »Kochen« zu berücksichtigen.

– mundgerechte Zubereitung einer Hauptmahlzeit (einschließlich des Bereitstellen eines Getränkes): je 2 bis 3 Min.

So weit nur eine Zwischenmahlzeit oder ein Getränk zubereitet oder bereitgestellt werden, kann der Zeitorientierungswert nur anteilig berücksichtigt werden.

9. Aufnahme der Nahrung
Spezielle pflegeerschwerende Faktoren: Schluckstörungen/Störungen der Mundmotorik, Atemstörungen.

– Essen von Hauptmahlzeiten einschließlich Trinken (max. 3 Hauptmahlzeiten pro Tag): je 15 bis 20 Min.

Verabreichung von Sondenkost (mittels Schwerkraft/Pumpe inklusive des Reinigens des verwendeten Mehrfachsystems bei Kompletternährung): 15 bis 20 Min. **pro Tag**, da hier nicht portionsweise verabreicht wird.

So weit nur eine Zwischenmahlzeit bzw. ein Getränk eingenommen wird, kann der Zeitorientierungswert nur anteilig berücksichtigt werden.

5.3 Mobilität

10. Selbständiges Aufstehen und Zubettgehen Umlagern
Der durch das Umlagern tagsüber und/oder nachts anfallende Pflegeaufwand nach Häufigkeit und Zeit wird als integraler Bestandteil der Grundpflege betrachtet und entsprechend berücksichtigt. Dabei wird so verfahren, dass ein alleiniges Umlagern (ohne Zusammenhang mit den Verrichtungen der Grundpflege) der Verrichtung »Aufstehen/Zubettgehen« zugeordnet und entsprechend dort im Formulargutachten dokumentiert wird. Fällt das Umlagern in Verbindung mit den

Verrichtungen an, so erfolgt die Zuordnung und Dokumentation sowie die zeitliche Berücksichtigung bei der jeweiligen Verrichtung.
Der Transfer auf einen Rollstuhl/Toilettenstuhl ist nicht beim Aufstehen und Zubettgehen mit zu berücksichtigen, sondern beim Hilfebedarf des »Stehens«. Spezieller pflegeerschwerender Faktor: Dekubitus
- einfache Hilfe zum Aufstehen/zu Bett gehen: je 1 bis 2 Min.
- Umlagern: 2 bis 3 Min.

11. An- und Auskleiden
Bei der Feststellung des Zeitaufwandes für das An- und Ablegen von Prothesen, Korsetts und Stützstrümpfen hat der Gutachter aufgrund einer eigenen Inaugenscheinnahme den Zeitaufwand individuell zu messen. Das komplette An- und Auskleiden betrifft sowohl den Ober- als auch den Unterkörper. Daneben kommen aber auch Teilbekleidungen und Teilentkleidungen sowohl des Ober- als auch des Unterkörpers vor und müssen gesondert berücksichtigt werden. Spezieller pflegeerleichternder Faktor: Optimal behinderungsadaptierte Kleidung
- Ankleiden gesamt: (GK): 8 bis 10 Min.
- Ankleiden Oberkörper/Unterkörper: (TK): 5 bis 6 Min.
- Entkleiden gesamt: (GE): 4 bis 6 Min.
- Entkleiden Oberkörper/Unterkörper: (TE): 2 bis 3 Min.

12. Gehen
Die Vorgabe von orientierenden Zeitwerten ist aufgrund der unterschiedlichen Wegstrecken, die seitens des Pflegebedürftigen im Rahmen der gesetzlich definierten Verrichtungen zu bewältigen sind, nicht möglich.
Zur Ermittlung des zeitlichen Hilfebedarfs vgl. Ziffer D 5.V/5.1 lfd. Nr. 12.

13. Stehen
Notwendige Hilfestellungen beim Stehen sind im Hinblick auf die Durchführung der gesetzlich vorgegebenen Verrichtungen im Rahmen aller anfallenden notwendigen Handlungen zeitlich berücksichtigt (siehe aber auch lfd. Nr. 15). Zu werten im Bereich des »Stehens« sind jedoch notwendige Transfers, z. B. auf einen Rollstuhl und/oder einen Toilettenstuhl, in eine Badewanne oder Duschtasse.
- Transfer auf den bzw. vom Rollstuhl/Toilettenstuhl/Toilette in die bzw. aus der Badewanne/Duschtasse : je 1 Min.

14. Treppensteigen
Keine andere Verrichtung im Bereich der Grundpflege ist so abhängig vom individuellen Wohnbereich des Antragstellers wie das Treppensteigen. Aus diesem Grund ist die Vorgabe eines Zeitorientierungswerts nicht möglich.

Zur Ermittlung des zeitlichen Hilfebedarfs vgl. Ziffer D 5.V/5.1 lfd. Nr. 14. Bei Begutachtungen in stationären Einrichtungen kann ein Hilfebedarf beim Treppensteigen wegen der Vorgabe der »durchschnittlichen häuslichen Wohnsituation« nicht gewertet werden (siehe aber auch lfd. Nr. 15).

15. Verlassen und Wiederaufsuchen der Wohnung

Die Vorgabe von Zeitorientierungswerten ist nicht möglich. Zur Ermittlung des zeitlichen Hilfebedarfs vgl. Ziffer D 5.V/5.1 lfd. Nr. 15.

Literatur

Beul, U.: Der einfache Weg zur Pflegestufe. 2. erw. Aufl. Hagen 2002.

Blonski, H.; Stausberg, M.: Prozessmanagement in Pflegeorganisationen. Hannover 2003.

Collier, I.; McCash, K.; Bartram, J.: Arbeitsbuch Pflegediagnosen. Wiesbaden 1998.

Flumeri, D.; Hochuli, K.; Hunziker, M.; Huwiler, E.; Kodlinski, Ch.; Stierli, S.; Schaub, S.;Weber, M.; Heering, Ch.: Pflegedokumentationen entsprechen nicht den Anforderungen. http://www.pflegenet.com/wissen/facharbeiten/qpdhube.html vom 04.03.2003

Doenges, M. E.; Moorhouse, M. F.; Geissler-Murr, A. C.: Pflegediagnosen und Maßnahmen. 3. überarb. und erw. Auflage, Bern 2002.

Häseler, I.: Pflegerische Begutachtung nach dem sozialen Pflegeversicherungsgesetz. Hannover 2000.

Heering, Ch.: Pflegevisite und Partizipation. Wiesbaden 1996.

Hellmann, S.; Kundmüller, P.: Pflegevisite in Theorie und Praxis für die ambulante und stationäre Pflege. Hannover 2003.

Hillewerth, K.: Pflegeberichte – ein unzuverlässiges Instrument. http://www.pflegenet.com/wissen/facharbeiten/pflegeberichte.html

Jendrosch, Th.: Projektmanagement. Prozessbegleitung in der Pflege. Wiesbaden 1998.

Kirchner, H.; Kirchner W.: Change-Management im Krankenhaus. Stuttgart 2001.

Etzel, B.: Pflegekonzept. Heidelberg 1999.

König, J.: Der MDK – Mit dem Gutachter eine Sprache sprechen. Hannover 2001.

König, J.: Was die PDL wissen muss. Hannover 2003.

Lepthin, T.: Pflegekonzepte in der Gerontopsychiatrie. Hannover 2001.

Löser, A.: Pflegekonzepte nach Monika Krohwinkel. Hannover 2003.

MDK-Anleitung zur Prüfung der Qualität nach § 80 SGB XI in der stationären Pflege (Juni 2000).

Messer, B.: Tägliche Pflegeplanung in der Altenhilfe. Hannover 2001.

Miller, A.: Wird die Pflegequalität durch die Anwendung des Pflegeprozesses beeinflusst? In: Pflege (Huber) Nr. 2 (Band 1) pp94.

Perry, C.: Arbeitsblätter zur Pflegeplanung. Universitätsspital Zürich 1986/87/88.

Prüfhilfe zur Durchführung von Qualitätsprüfungen und Prüfungen zur Erteilung von Leistungs- und Qualitätsnachweisen nach der Pflege-Prüfverordnung (Entwurf, zunächst abgelehnt 27.09.2002 im Bundesrat).

Ricka-Heidelberger, R.; Schmidt-Bless, C.; Schaufelberger H. J.: Beurteilung der Selbstpflegefähigkeiten durch Patienten und Krankenschwestern im Akutspital. Kaderschule für Krankenpflege. SBK. Bern 1993.

Saint-Exupery, A.: Man sieht nur mit dem Herzen gut. Freiburg i. Breisgau 1991.

Siebert, H.: Didaktisches Handeln in der Erwachsenenbildung. Didaktik aus konstruktivistischer Sicht. 3. Auflage Neuwied 2000.

Weiß, C.: Professionell dokumentieren, Weinheim und Basel 2000.

Register

Angela Paula Löser

Pflegekonzepte nach Monika Krohwinkel

**Pflegekonzepte in der stationären Altenpflege erstellen:
Schnell, leicht und sicher**

2. Auflage

Jede Einrichtung braucht ein Pflege- und Betreuungskonzept. Auch der Gesetzgeber fordert es. Angela Paula Löser erläutert Ziele, Inhalte, Verknüpfungen, Fragestellungen und Schritte in der Konzeption. Basis des Handelns sind die »Aktivitäten und existenziellen Erfahrungen des Lebens« (AEDL) von Monika Krohwinkel. Jede Altenpflegeeinrichtung kann mit Hilfe dieses Leitfadens ihr individuelles Pflege- und Betreuungskonzept erarbeiten.

pflege kolleg
2004. 144 Seiten, 12 Abbildungen, 6 Tabellen,
14,8 x 21,0 cm, kartoniert
ISBN 3-89993-109-2
€ 13,90 / sFr 23,90

Angela Paula Löser

Wenn Krebspatienten Fragen stellen

Was Pflegekräfte und Betroffene wissen müssen

2., überarbeitete Auflage

Krebspatienten haben andere und oft weitaus höhere Anforderungen an das Pflegepersonal als andere Patienten. Besonders in der Patientenschulung treten viele Fragen auf. Einen Überblick über die Schwierigkeiten der Patienten gibt dieser Frage-Antwort-Katalog mit zahlreichen Lösungsmöglichkeiten.

pflege kolleg
2003. 188 Seiten,
14,8 x 21,0 cm, kartoniert
ISBN 3-87706-799-9
€ 17,– / sFr 29,–

Angela Paula Löser

Ambulante Pflege bei Tumorpatienten

Medizinische Grundlagen – Pflegeplanung – Patientenbedürfnisse

Eine Anleitung zur adäquaten ambulanten Pflege von Tumorpatienten. Pflegerische Probleme werden ausführlich dargestellt. Ursachen, Formen und Folgen von Tumortherapien sind beschrieben.

2000. 400 Seiten, 87 Abbildungen, 49 Tabellen,
17,3 x 24,5 cm, Hardcover
ISBN 3-87706-479-5
€ 28,– / sFr 47,50

Stand Januar 2004. Änderungen vorbehalten.

schlütersche